神戸新聞取材班

黴《カビ》の生えた病棟で

ルポ 神出病院虐待事件

毎日新聞出版

黴《カビ》の生えた病棟で

ルポ　神出病院虐待事件

はじめに

精神疾患の男性患者同士でキスをさせる。

陰部にジャムを塗って、別の患者になめさせる。

粘着テープで頭をぐるぐる巻きにする。


看護師たちは抵抗のできない患者を夜な夜な病室でもてあそび、笑っていた――。


事件の発覚後、凄惨《せいさん》な殺人事件の現場を見慣れているはずの兵庫県警の捜査員も不快さを隠そうともせず、苦虫を噛《か》みつぶしたような顔で言ったのを覚えている。

「人の身体《からだ》を集団で痛めつけて喜んでいる」

2020年3月、兵庫県神戸市西区の精神科病院「神出《かんで》病院」の看護師や看護助手ら6人の男が患者を虐待していたとして一斉に逮捕された。

私たちは県警の発表を聞いた当初、いわゆる「汚れきった事件」ではないかと疑った。

どんな事件であれ大抵は、加害者側にも〝涙〟、つまり、酌《く》むべき事情がある。その一方で、人の道を外れた者の所業としか思えない事件もある。それらを、とくに関西では、「汚れた」「きたない」などと形容することがある。

そう呼ばれる事件の多くは、突き抜けた特殊性ゆえに社会の注目を集めても、普通に暮らす市民にとって我がこととして課題を見出すのは難しく、多くの読者からは他人事《ひとごと》だと捉えられやすいという側面もある。

神出病院の看護師たちが患者にしてきた数々の行為は、なんと下劣で、低俗だったことか。医療従事者としての倫理観も、品位のかけらも見られない。それだけに、私たちも当初は、人の道を外れた——普通ではない——人が起こした事件ではないかと感じ、センセーショナルな面にまず目が向いた。しかし、真相を追い、関係者に話を聞くうちに、私たちの思いは少しずつ変わっていった。

事件が発覚したのは内部通報ではなく、看護助手の一人が犯した別の事件がきっかけだった。組織ぐるみと言える虐待があったのに、誰も声を上げないという異常な事態が精神科病院という閉鎖的な空間で当たり前になっていたのだ。

さらに言うならば、その空間は権力者たちの剝《む》き出しの欲望にゆがめられ、日本の精神科病院が抱える構造的な課題もはらんでいた。同様の虐待事件は全国でも相次いでおり、神出病院だけの問題とは到底言い切れない。

事件発覚から4年が過ぎた。本書は２０２３年6月から7月にかけて神戸新聞で連載した「カビの生えた病棟で――神出病院虐待事件3年」を中心に、新たに入手した資料や取材も加えて、全面的に書き直したものだ。

事件は国会審議でも取り上げられて精神保健福祉法の改正にもつながり、神出病院は今、全国でも先進的な医療を手がける精神科病院として生まれ変わろうとしている。

虐待は今夜も続いていたかもしれない。私たちは取材を進めるほどに、組織というものの恐ろしさを実感し、そして自分が被害者側にも、加害者側にも立つことがあり得ると確信を深めていった。

神戸新聞取材班

前川茂之
小谷千穂
デスク・安藤文暁

目次

第3章 精神科病院で何が起きているのか……101

第4章 〝普通の人〟が虐待加害者になる時……145

装幀／坂野公一（welle design）

神出病院虐待事件
関連年表

2007年		A院長が神出病院に赴任
2009年	3月	確認された最も古い虐待
2011年	10月	逮捕された看護師らの上司（当時）山田祐樹（仮名）が 神出病院に就職
2019年	8月13日	神戸市内のマンションで若い女性が襲われる（強制わいせつ事件）
	9月～11月	8月同様のわいせつ事件が発生し、神出病院の看護助手（当時） 田村悠介（仮名、以下同）が容疑者として浮上
	12月	強制わいせつ容疑で田村が逮捕される。 同容疑者のスマートフォンから虐待動画約30点が発見される
2020年	1月	神出病院が「再発防止委員会」を設置する
	1月末	神戸市保健所に神出病院から捜査について一報が入る
	3月4日	準強制わいせつなどの容疑で田村ら6人の病院職員が逮捕される
	3月6日	神戸市が神出病院に立ち入り指導
	8月4日	兵庫県弁護士会含め6団体で、第三者委員会設置の 要請書を神戸市に提出
	8月17日	神戸市が神出病院に改善命令を出す
	9月10日	神戸市精神保健福祉専門分科会（第1回専門分科会）
	7～10月	逮捕された元看護師らの有罪が確定する
	11月	神出病院が患者家族向けに説明会開催
	12月	神出病院を運営する兵庫錦秀会（当時）が、 第三者委員会に代わる「危機管理委員会」を設置
2021年	3月1日	A院長（当時）が退任（B院長に交代）
	3月末	神戸市が厚生労働省に神出病院のA院長の指定医資格 取り消しを求める報告書を提出
	4月22日	神戸市精神保健福祉専門分科会（第2回専門分科会）
	5月20日	神出病院内で患者・看護師間のトラブル発生（第2の事件）
	6月1日	院長が交代（B院長から土居氏に）
	6月2日	神出病院がトラブルを警察に届け出る
	6月4日	神戸新聞社報道部宛てに匿名の告発メールが届く
	9月17日	兵庫錦秀会の理事長籔本氏が辞任
	9月24日	第三者委員会が発足
2023年	4月1日	医療法人財団兵庫錦秀会が医療法人聖和錦秀会に 吸収合併

プロローグ　押収したスマホから事件発覚

連続した女性わいせつ事件

神戸をイメージさせる海もなければ、ハイカラな洋風建築も、石畳もない。市の最西部に位置する西区は、台地の上にニュータウンが広がり、緑豊かな谷あいに田畑や果樹園、牧場が点在している。静かで、のどかで、犯罪発生件数も少ない。そんな一帯を管轄する兵庫県警の神戸西警察署で、署員たちは２０１９年夏からピリピリしていた。

というのも、その頃から若い女性が襲われる強制わいせつ事件が相次いでいた。

お盆中の8月13日午後11時頃、帰宅してきた女性が自宅マンションのエントランスに入ろうとすると、後ろから近づいてきた男に突然、顔を手で押さえつけられた。かろうじて悲鳴を上げると、男は下半身へと手を伸ばす。だが、女性はショートパンツだったことから、男は胸を触って走り去った。

1カ月後の9月、そして11月にも、帰宅中の女性が背後から男に抱きつかれ、下着の中に手を入れられたり、尻を触られたりした。

神戸西署が捜査を進める。すると、11月の犯行現場で不審な動きをする男を、近くの防犯カメラが捉えていた。さらに8月の事件で、犯行現場に近い建物のドアに掌紋《しょうもん》（手のひらの紋）が付着していたことがわかった。

一連の事件の容疑者として一人の男が浮上する。それが神出病院で、看護助手をしていた当時27歳の田村悠介《たむらゆうすけ》（仮名）だ。

田村には、女性の悲鳴を聞くほど興奮が高まるという性的嗜好があった。最初はスカートの中にスマートフォンを差し込んで盗撮行為を繰り返していたが、やがて物足りなくなり、女性を直接襲うようになった。神出病院で看護助手としての仕事を終えた帰りに車で駅前などに立ち寄り、ターゲットを定める。女性が人通りの少ない場所に入ったことを確認すると、スマホの録音ボタンをオンにして、後ろから歩いて尾行した。

その年の12月、神戸西署は強制わいせつ容疑で田村を逮捕する。押収したスマホには女性の悲鳴が多数収められていた。しかし、その悲鳴よりも捜査員を驚かせたのは、それとは別に保存されていた動画の数々だった。

「〇〇君、口、口」

「早すぎる、早すぎる。もう1回」

「舌入れな」

再生すると、はやし立てる数人の男の声がした。

50～60代の男性2人が襟をつかまれ、キスをさせられている。2人が神出病院の入院患者であることはすぐに察しがついた。

別の動画では、再び同じ男性がベッドに仰向けになり、陰部にジャムを塗られていた。これにもあざ笑う声が入っている。

「ちゃんと吸ってや」

「ちゃんとなめてよ」

「ここ、ちゃんとくわえろって」

別の男性患者がその陰部をなめる様子が映っていた。


事件の端緒が女性への強制わいせつだったこともあり、神戸西署には当初、これらの動画も田村が性的目的で撮影したのではないかという見立てがあった。ただ、動画から聞こえる嘲笑の声は、明らかに複数の人物が関わっていることを示しており、わいせつ行為よりも人間の身体をもてあそぶことが目的のように思われた。

神戸西署は県警本部の捜査1課から応援を得て、捜査態勢を強化することを決めた。わいせつ事件をはじめ、殺人、放火、強盗、誘拐、立てこもりといった凶悪犯罪を専門に扱う捜査1課の捜査員を投入し、最先端の捜査技術も駆使して指揮命令系統を一本化させる。

看護師らが患者を集団で虐待するという前代未聞の事件捜査はこうして始まった。

虐待は手を替え品を替え

田村はスマホに全部で約30点の動画を残していた。

このうちの一つには、逆さまにひっくり返された重さ100キロ近い柵つきベッドの中で、長時間にわたって監禁されている60代の男性患者の姿も映っていた。男性は檻《おり》のようになったベッドの落下防止柵のすき間から

「出してーな」

「何するんや」

と悲痛な声を上げている。

男性は食べ物への関心が極度に強いという特有の症状があった。

田村たちが柵のすき間からポテトチップスの袋を見せると、体をばたつかせ、顔をゆがめて必死でもがく。別のすき間からは何やら尖《とが》った紙状のものを差し込み、男性の体を何度も突っついていた。

よく見ると、わざわざ包丁の形に作った厚紙の模型だ。男性がおびえ切った表情で体をよじって暴れると、ベッドの床板が外れ、男性の体が押しつぶされた。

スマホに残された撮影時間から、警察は監禁時間を26分間としたが、実際には少なくとも1時間半にわたって監禁は続けられたという。田村たちはひとしきり患者をからかった後、現場を離れ、時折様子をうかがいに来るだけだった。男性を助け出したのは同じ部屋の別の患者だった。

動画に映っていた被害者は全員で7人。いずれも男性で重度の精神疾患があり、されるがままの状態だった。

看護師らによる虐待行為は他にも手を替え品を替え続けられていた。

・病院のトイレで患者を裸にし、椅子に座らせて顔にホースで水をかけ、嫌がると洗面器で湯をかける。

・車いすの患者の頭に粘着テープを四重に巻きつける。

・球状に丸めた粘着テープを患者の頭めがけて投げつけておびえる様子を面白がる。
・患者の頭にゴム手袋をかぶせ、嫌がって外そうとする患者の両腕を2人がかりで引っ張ってもてあそぶ。
・シリンジ（注射器）を水鉄砲のようにして患者の顔に水をかけ、悲鳴を上げて嫌がる様子を見て楽しむ。
・患者の腕を引っ張って別の患者を殴らせたり、ベッド上で患者の体に別の患者を乗せたりし、抵抗すると押さえつけたり、鼻に指を突っ込んで引っ張ったりする。

県警は動画を解析し、右のような、「七つの暴力行為、三つの性的虐待」を特定した。病院から撮影日の勤務態勢がわかる資料を提出させ、行為に関わったとみられる人物を絞り込む。起訴するか否かを判断する検察と打ち合わせをして、送検容疑を確定させた。

準備なしで迎えたXデー

「西署で、捜査1課が動いています」

田村が女性へのわいせつ容疑で逮捕された12月から年をまたいだ2020年3月初め、神戸市の中心地・中央区にある県警本部5階の記者クラブのドアが開いた。入ってきた神戸新聞の若手記者、津田和納《つだかずな》は事件キャップのそばに寄り、小声で報告した。

県内各地の警察署に出入りする記者とはちがい、県警本部を専属で担当する記者たちは日中は県警本部に設置された記者クラブに常駐し、朝夜に警察関係者たちを回って情報を集める。

記者クラブのフロアには「ウナギの寝床」と揶揄《やゆ》される各社のブースが並ぶ。間口が幅2メートルと狭く、細長い小部屋は薄い壁で仕切られ、それぞれの記者たちは話し声が漏れないようにラジオやテレビを大音量で響かせている。

――なに？　コロシ（殺人）？　タタキ（強盗）？

県警キャップの岡西篤志《おかにしあつし》がテレビのボリュームを上げながら聞き返した。事件の内容や規模によっては、取材チームの態勢を相応に整えないといけない。

「人の生き死に……の話じゃないから急ぐ話じゃない。本来は1課が入る事件とちゃうかもしれない。でも（容疑者の）人数は多いやろなって……」

津田は捜査関係者が言った口ぶりをそのまま伝えた。

本来は1課が扱う事件でないとすると、少年事件だろうか。それとも半グレ系の事件か。「何なんやろ?」と岡西は思案しながら、津田に、

「少なくとも容疑名を割って」

と命じた。しかし、捜査員たちのガードは固く、それ以上の手がかりは得られないまま数日が過ぎる。捜査関係者の言葉が岡西の頭の中でいつまでも引っかかっていた。

容疑者が多い？　急ぐ話じゃない？

しかし、この時点では膨大な証拠集めにじっくり時間をかけるのだろう、と岡西も津田も楽観的な見方をしていた。

数日後の3月4日早朝、津田に「西署で打った（逮捕した）らしいぞ」と、急転直下の電話が別の捜査関係者から入った。

岡西が県警幹部に面談を申し入れる。手持ちの情報はあやふやとはいえ、ぶつけるしかない。

「今日、1課が西署で動きましたね。午後に発表ですか」

「いえ、発表は午前にします。間もなく」

幹部は答え、言葉を選びながらつけ加えた。

「社会の反響というか、ハレーションは大きいかもしれません」

午前、県警は記者クラブで広報資料を配った。

「準強制わいせつ等事件被疑者の逮捕について」

受け取った津田が表題に目を走らせる。

準強制わいせつ罪は、加害者が暴行や脅迫という手段を使ってわいせつ行為を働く「強制わいせつ罪」とはちがい、相手の「抵抗できない状況」を利用する犯罪だ。

——女性を酒に酔わせた？　睡眠薬を飲ませた？——。これまで取材をしてきた事件のいくつかのパターンが頭を巡る。

逮捕された容疑者は6人もいる。それぞれの肩書や事件現場に、さっと目を通して絶句した。

「看護師」「神戸西区神出町の病院」……。

被害者は、抵抗することのできない精神疾患の患者たちだ。

岡西は顔を険しくして言った。

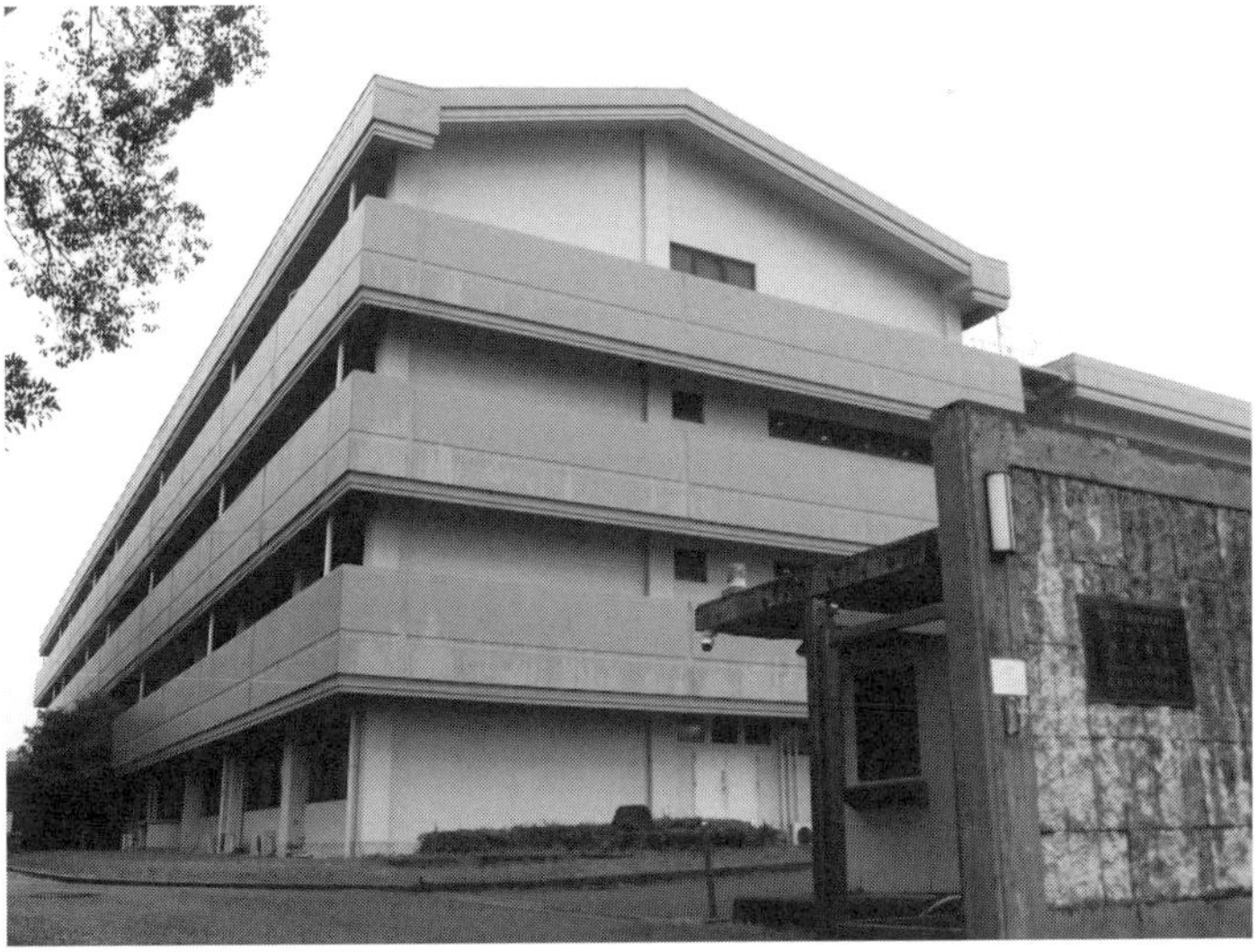

看護師ら６人が逮捕された、医療法人兵庫錦秀会（現・聖和錦秀会）神出病院＝神戸市西区神出町勝成

「予想していたより、ずっと大きいな」

記者クラブでレク（会見）が開かれている頃、警察署回りの若手記者、小谷《こたに》千穂《ちほ》が現場となった神出病院へ車を走らせていた。

「急いで向かって」。事件記者たちを束ねる事件担当デスクからそう電話で指示され、共有された情報に耳をうたがった。逮捕された男性看護師ら6人は、抵抗のできない患者に複数人で虐待行為を重ねていた。そのうえ、口にするのもはばかられるような性虐待をして、撮影までしている。

彼らは異常な人格の持ち主としか考えられない。なぜ病院は看護に携わらせていたのか。なぜ職場の人たちは気がつかなかったのか……。いくつもの疑問が頭をよぎる。

中央区の神戸ハーバーランドにある神戸新聞本社から約50分。畑や雑木林、工場群に囲まれた道を進んだ先に、虐待現場となったベージュ色の4階建ての病棟が見えてくる。その隣には、濃いピンク色に壁を塗った高齢者施設、奥には看護専門学校があり、敷地は高さ2メートルを超える塀に囲まれている。

塀の上には鋭利な棘《とげ》を持つ忍び返しが張り巡らされている。外からの侵入を防ぐためだろうが、患者を外に出させないために設けているようにも見える。

来客用の駐車場に車を止め、病院の正面入口に向かうと、既に報道陣が数人いた。エントランスで事務職員に声をかけると、

「今は対応できません」

と素っ気なく返された。

到着から30分後、徐々に報道関係者が増えて30人ほどになった正午前、事務職員が現れて告げた。

「(病院の)事務長が玄関で取材に応じます」

部屋や席など場所が用意された公式の会見ではなく、立ったまま対象者を取り囲んで行う、いわゆる「囲み取材」だ。その場にいる報道陣に対してだけ応じる形になる。

玄関にスーツ姿で現れた50代の男性事務長（事務部長）は、右手のメモ用紙を見ながらマスク越しに口を開いた。

「詳細についてはわからないため、改めて会見を開いてお伝えします。患者さんやご家族、病院の関係者に向けて、大変ご迷惑をおかけして申し訳ないと思っています。職員の処罰についても、上と相談して発表します」

――逮捕をいつ把握したのでしょうか。

記者たちが矢継ぎ早に質問すると、慣れない様子でたどたどしく答える。

「逮捕は今日の午前7時半頃、警察から聞いて事態を把握しました」

――女性への強制わいせつ事件が端緒らしいですが。

「……それについては12月半ば、警察から任意で聴取を受けていると連絡がありました」

――今回の虐待事件は？

「……それも、その時点で知りました」

――処分は？

「1人はすでに依願退職済みで、4人については2月末から休んでおり、退職届は受理しています。……あと1人は、退職届は受けていません。昨日まで働いていました。……全員、ベテランというより若手に近いです」

つまり、職員たちが虐待事件で警察に調べられていることは、前年末に聞いていたことになる。

それなのに、今日のXデー（逮捕日）に何の準備もしていなかったとはどういうことなのか。すでに職員たちの退職は承諾しているというのに。

記者たちがさらに詳しく聞こうとすると事務長は、

「正式な会見は今日か後日か、決まったら電話かファックスで知らせます」

とだけ言って、囲み取材はあっけなく数分で打ち切られた。

「誰も気づかなかった」

県警の発表を受け、新聞各社は夕刊で事件を大きく扱った。

全国紙は軒並み社会面のトップ級で展開する。

神戸新聞は、地元の重大ニュースとして「新聞の顔」といわれる1面で報じた。

〈看護師ら6人　患者に虐待容疑で逮捕／神戸の病院、放水や監禁〉

統合失調症などのある複数の入院患者に放水したり、閉じ込めたりする虐待行為をしたとして、兵庫県警捜査1課と神戸西署は4日、監禁や準強制わいせつなどの疑いで、神戸市西区神出町勝成の「神出病院」の元看護助手、田村悠介容疑者（仮名、27）ら6人を逮捕した。

他に逮捕されたのは、いずれも同病院の看護師の、船本賢治《ふなもとけんじ》（仮名、26）▽近藤正史《こんどうまさし》（仮名、33）▽梯《かけはし》誠吾《せいご》（仮名、34）▽東山慧一《ひがしやまけいいち》（仮名、41）▽剛田壮志《ごうだそうし》（仮名、33）―の各容疑者。

田村、船本、近藤容疑者の逮捕容疑は2018年10月31日未明、同病院の病室で、入院していた63歳と61歳の男性患者2人に対し、体を押さえ、無理やり互いにキスをさせるなどのわいせつな行為をした疑い。さらに19年9月20日夜に田村、梯、東山容疑者が病院のトイレで男性患者（79）を裸にし、椅子に座らせて顔に放水した疑い。同月25日夜には田村、梯、剛田容疑者が男性患者（63）を床に寝かせ、上から落下防止用の柵が付いたベッドを逆さに覆いかぶせて閉じ込め、監禁した疑い。

同課によると、全員容疑を認めている。いずれの容疑にも関わったとされる田村容疑者は「患者のリアクションが面白かった」などと話しているという。

田村容疑者は昨年12月、若い女性への強制わいせつ容疑で逮捕された。捜査過程で、患者への虐待の様子を収めた複数の動画が同容疑者のスマートフォンから見つかり、他の5人が浮上。いずれの動画も3人

看護師ら6人 患者に虐待

神戸の病院、放水や監禁

容疑で逮捕

統合失調症などのある複数の入院患者に放水したり、閉じ込めたりする虐待行為をしたとして、兵庫県警捜査1課と神戸西署は4日、監禁や準強制わいせつなどの疑いで、神戸市西区神出町勝成の「神出病院」の元看護助手、[redacted]容疑者(27)=[redacted]=ら6人を逮捕した。

(7面に関連記事)

他に逮捕されたのは、いずれも同病院の看護師の、[redacted](26)▽[redacted](33)▽[redacted](34)▽[redacted](41)▽[redacted](33)―の各容疑者。

[redacted]、[redacted]、[redacted]容疑者の逮捕容疑は2018年10月31日未明、同病院の病室で、入院していた63歳と61歳の男性患者2人に対し、体を押さえ、無理やり互いにキスをさせるなどのわいせつな行為をした疑い。

さらに19年9月20日夜に[redacted]、[redacted]、[redacted]容疑者が病院のトイレで男性患者(79)を裸にし、椅子に座らせて顔に放水した疑い。同月25日夜には[redacted]、[redacted]、[redacted]容疑者が男性患者(63)を床に寝かせ、上から落下防止用の柵が付いたベッドを逆さに覆いかぶせて閉じ込め、監禁した疑い。

同課によると、全員容疑を認めている。いずれの容疑にも関わったとされる[redacted]容疑者は「患者のリアクションが面白かった」などと話しているという。

[redacted]容疑者は昨年12月、若い女性への強制わいせつ容疑で逮捕された。捜査過程で、患者への虐待の様子を収めた複数の動画が同容疑者のスマートフォンから見つかり、他の5人が浮上。いずれの動画も3人勤務態勢の夜に撮られていた。

同病院の[redacted]事務部長は「詳細が分からないため、改めて会見を開いて話す」としている。

逮捕発表当日4日付の夕刊一面トップで事件を報じた神戸新聞の紙面。
2020年3月4日（画像の一部を加工しています）

勤務態勢の夜に撮られていた。

同病院の佐藤章二（仮名）事務部長は「詳細が分からないため、改めて会見を開いて話す」としている。

（※事件当時は実名）


事務長の囲み取材後、病院の玄関前では、このまま帰るか、ここに残るか……記者たちが互いの動きを見合いながら立ち尽くしていた。企業や病院に関わる事件で、こんなふうに会見について何の予定も知らされずに待ちぼうけをくらうケースはあまりない。

30人近く集まった記者たちは玄関脇にしゃがんでノートパソコンを開いたり、そばをうろうろしたりして待っている。すると、囲み取材の打ち切りから4時間後の午後4時頃、事務職員から「前言撤回」の連絡が来た。

「やはり会見はしません。再度、玄関で取材を受けることにします」

またも事務長が現れ、「院長のコメントです」と告げて紙を見たまま顔を上げずに早口で読み上げる。

「このような事態を招くに至ったことは、誠に遺憾であり、患者様はじめ、ご家族様、地域の方々に深く謝罪するとともに、今後二度とこのようなことが起きないように、病院として全力を尽くす所存です。関係者も必要に応じ責任をとってもらうつもりです」

記者たちの多くがキョトンとしている。それもそうだろう。全国どこの不祥事でも使えそうな紋切り型のコメントだ。そのうえ、最後は院長自身には責任がないと言いたげな一文で締めくくっている。

「なぜ院長は出て来ないのか」と記者たちが尋ねても、

「院長からのコメントは今、発表した通りです」

と取りつく島もない。

誰かに責任をとらせることはともかく、当の院長はどう考えているのか。これほど陰惨な虐待行為がなぜこの組織で起きたのか、形ばかりのコメントからは、事件の概要すらわからない。

記者たちが立て続けに事務長に質問をぶつけると、しぶしぶの態度で答えた。

「ですから、病院でもそういったことが起こらないように、これから改善していかなくてはいけないということで……、看護師の間でもどういった問題点があるのか、今後、出し合って改善したいと思っています」

――今日まで、たいしたことのない事件だと思っていたのでしょうか？

「いえいえ、それはもう……。（前年末に）警察から不適切な行為があったと聞き、重大な話だと認識していました」

逮捕された6人は仲が良く、勤務態度に問題は確認されなかったという。県警から昨年12月に集団虐待の疑いを知らされるまで、他の職員は同僚たちの行為に気づかなかったのかと問うと、事務長は考え込みながら、

「院長を含めて、誰も気づきませんでした」

と、沈痛な口ぶりで強調した。

逮捕された看護師たちはよほど巧妙に人目を盗み、ばれないように虐待行為を繰り返していたのだろうか……。

黄ばんだ半紙に「おに」の文字

実は小谷が病院の玄関前で会見を待つ間、神戸市役所の担当記者から気になる情報が入っていた。

神出病院を管轄する神戸市保健所は2020年1月末、病院側から「患者虐待の疑いで職員たちが捜査されている」との報告を受け、2月3日に病院幹部にヒアリングをしようとしていた。だが、その時点でも、まだ病院幹部は具体的な内容をつかんでいなかったという。

それからさらに1カ月がたっている。この3カ月間、病院は警察から口止めをされていたとはいえ、何の事実確認もしていなかったのだろうか。


市役所担当の記者からの情報をもとに事務長に聞くと、

「警察が捜査しているので内容は開示してもらっていません」

と居直ったように言う。自分たちで調べることはしていないのか。すると、

「事案の対応として1月から（病院内に）再発防止の委員会を設置しました」

などと明かした。規模の大きい病院はたいてい「感染対策」や「栄養管理」といった院内業務をテーマに職員たちが討議する委員会制度を導入している。しかしそれとは別に、虐待事件に特化した、再発防止策を検討する委員会をつくったというのだ。


メンバーは院長をトップに、各病棟の看護師長や看護部長ら約10人で構成し、外部の人間は1人も入っていない。


その委員会でどんな話し合いをしたかと報道陣が問うと、事務長は、

「再発防止を図るための話をしていました」

と答えた。具体的な施策を問うと、歯切れが悪い。

「今はまだいろいろ考えているところですけど、今後また、警察にご指導いただきなが

らやっていきたい」

――現時点で言える具体策はないですか。

「今のところはないです」

――全ての調査が終わったら公表する予定はありますか？

「……これまで警察のほうから協力するようにということだったので……、一切公表することはないように、とのことだったので」

しびれを切らした記者の一人が、

「こういう日がくるということはわかっていたと思うので、もう少し公表の準備ができたかなと思うのですが」

と語気を強める。事務長は「はい」と小さく答えたのみだった。

のれんに腕押しの様子に失望するが、職員が逮捕されたとあっては院内が混乱するのは仕方がない気もしていた。そのうち、院長も何らかの形で見解を示すだろう。しばらくすれば、まとまった情報を開示するのではないか。その時は、そう思っていた。

夕刻になり、雑木林の長い影が敷地内に伸びていく。病院への取材はひと区切りついたが、もう少し待っていれば他の関係者が現れて話が聞けるかもしれない。他社の記者

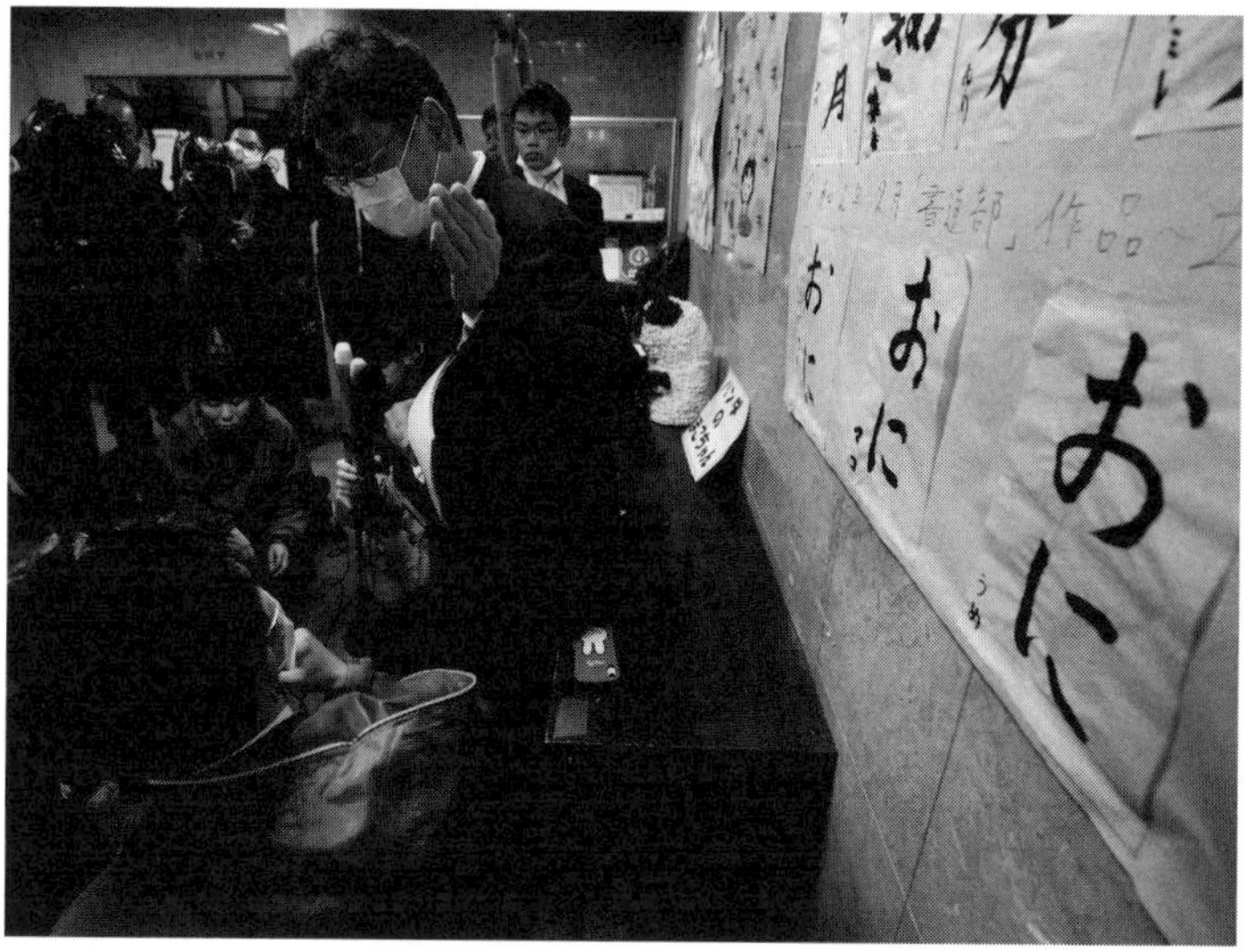
囲み取材に応じる神出病院の事務長（当時）＝2020年3月4日

はいなくなったが、小谷はぼんやりと玄関脇に立っていた。

ふと、30代くらいの女性が足早に目の前を通り過ぎていくのに気づいた。院内に入るのを見届けて、数十分後に出てきたところで声をかけると、立ち止まって答えてくれた。元患者の家族だった。

「認知症だった祖父が昨年まで最後の2年間をこの病院で過ごしていたんです。今日、報道で事件を知ったら、いてもたってもいられなくなって……」

大好きだった祖父が虐待を受けていなかったかと心配になり、くしゃくしゃの笑顔がまぶたに浮かんだ。

仕事帰りにたまらず確認しに訪れたという。しかし、結局のところ「現時点ではわかりません」と帰されたのだった。

「つらい思いをしていたとしても、自分では誰かに訴えることもできなかったと思う。どうしよう……。なんで、この病院に入院させてしまったんだろう」

女性はそう言って涙を浮かべた。

多くの記者たちが事務長を囲んだ玄関の奥には、ガラス張りのショーケースが見えた。患者たちが作業療法の一環で作ったのだろうか。色褪《あ》せた紙細工や人形が飾られている。壁には、黄ばんだ半紙の書道作品も貼られている。そこには墨字で大きく、こう書かれていた。

「おに」

――鬼。事務長の背後に見えたその文字がやたらと目について、病院を後にしてからもしばらく脳裏に浮かんでは消えるのを繰り返した。

第1章

逮捕後も晴れない疑惑

病院への批判渦巻く分科会

神出病院の元看護師ら6人の逮捕から1年1カ月が過ぎた2021年4月22日夜、神戸・三宮《さんのみや》のオフィス通りにある三宮研修センター7階の会議室は、ただならぬ空気に覆われていた。

神戸市の付属機関となる市民福祉調査委員会がつくる「精神保健福祉専門分科会」の会合が始まった。事件発覚から2回目（第2回専門分科会）となり、前年9月の初会合からすでに半年がたっていた。

事件を受けて14人の有識者たちが委員として再発防止に向けて何をすべきかについて話し合いを続けている。

神戸大学大学院精神医学分野教授、神戸市医師会副会長、同市精神障害者家族連合会長、同市立医療センター中央市民病院精神・神経科部長、兵庫県弁護士会の弁護士、同県看護協会の看護師……。

開始前から、誰もがいら立ちを隠しきれない。

出席した4人は、二つの長机に向き合う形で座っている。1人は欠席で、残りの9人はオンライン参加だった。

委員である兵庫県精神科病院協会会長、深井光浩《ふかいみつひろ》の顔が、巨大スクリーンに映し出される。加盟団体でもある神出病院をかばうでもなく、突き放すように口火を切った。

「昨年9月以降、神出病院からの申し出がぴたっと途絶えてしまいました。11月頃には兵庫県精神科病院協会の上部団体となる日本精神科病院協会からも（病院への）立ち入りを要請したんですが、コロナを理由に拒絶されております。正直、だんまりを決められているかなという印象は受けておりました。日本精神科病院協会からも、調査の受け入れを説得してほしいと依頼がきましたので、こちらのほうからも受け入れをお勧めしたんですけれども、反応が当初全くありませんでした」

県精神科病院協会は事件を受け、神出病院の「解体的な出直しが必要」と訴えてきた。独自に立ち入り調査を実施し、問題点を洗い出し、報告書にまとめて示す必要があると指摘する。組織が生まれ変わるための支援も表明した。

しかし、病院側からは反応が途絶えた。

元看護師ら6人逮捕の20年3月は、ちょうど兵庫県内で初の新型コロナウイルス感染者が出た頃と重なっている。4月には政府が初の緊急事態宣言を出し、新規感染者は増減を繰り返しながら翌年の1月には兵庫県内で1日当たり300人を突破した。入院患者数や宿泊療養者数を上回る「入院調整中」の感染者が出て、医療崩壊寸前の様相となっていた。

マスコミの多くもコロナ報道に追われ、神出病院虐待事件を巡る行政の動きをチェックするゆとりがない。この日の専門分科会に顔を出した記者は、神戸新聞の小谷と他社の記者2人しかいなかった。

神出病院にしても感染対策に追われ、事件の調査や対策に手が回っていないのかもしれないとの見方が専門分科会にはあった。ただ、委員たちは内部の様子をうかがい知ることができない。

「そうこうしていると神出病院内でご存じのように（21年2月に）コロナクラスターが起こってしまったものですから、今はどうしようもないね、となってしまいました」

スクリーンに白衣姿で映る深井は深く息をつく。そのうえで、病院の自主的な組織改革に期待は捨てていないとしながらも、不信感を抱く内容があると明かした。

「やはり私がどうなのかと思うのは、『第三者委員会』ですね。第三者委員会がいつの間にか『危機管理委員会』になっていたことが理解しづらい。そのへんの理由とか、きちんと表明してほしいと病院側に申し上げました」

前年の20年8月17日、神戸市は、逮捕された元看護師たちや現役の職員、患者家族らへの聞き取りなどを踏まえ、精神保健福祉法に基づく改善命令を神出病院に出していた。命令には7項目がある。例えば、患者や職員が市に通報できる公益通報制度を院内に周知すること。不適切な行為を見つけた職員が上司や同僚に相談した場合、その情報がきちんとトップにも伝わる制度を設けることなど。

そして、原因究明のために外部の有識者でつくる第三者委員会の設置もその一つだった。

「第三者委員会による調査を速やかに実施し、その経過や結果報告について、神戸市に報告するとともに、全職員に説明・共有すること」

しかし、これについて病院側は当初、「(逮捕された6人の) 裁判が確定次第、正確に把握し実施していきます」と神戸市に答えながら、判決確定後の20年11月になって、「特別調査委員会については、別途ご報告させていただきます」とだけ伝えてきた。役割の明確な「第三者委員会」という呼称を避け、あえて「特別調査委員会」と返してきたのはなぜか。

実は神戸市が手をこまねいているうちに、病院を運営する医療法人財団「兵庫錦秀会」（当時）は翌12月、第三者委員会に代わるものとして独断で「危機管理委員会」という組織を院内につくってしまったのだ。外部委員として3人が入ったものの、いずれも病院の運営側が選んだ人物だった。

改善命令を出したのは神戸市とはいえ、原因究明のための調査委員会を設置する権限はあくまで病院側にある。後に神戸市のオブザーバー参加こそ認められたが、神戸市が専門分科会の委員らを送り込むという計画は封じられ、出し抜かれた格好になった。

精神科病院協会はこれを知り、21年に入って病院幹部に、

「一般の理解が得られるように説明してほしい」

と口頭で求めたが、その返答もいまだ得られていない。

深井は、専門分科会の委員たちに報告してうなだれた。

「第三者委が入って、外部の人の目にさらされ、そこで修正を得てから病院内の危機管理委員会が動き出すのが本来の姿じゃないかと思うんです。けれども、何がどうなんだか……。法人内でどう決定されたかわからないですけど。『外から見ると、内部で処理しようとしてるんじゃないかという誤解が生じますよ』と申し上げておきました」

捜査、裁判、病院単独の調査だけでは不十分

この日の第2回専門分科会では、虐待事件そのものよりも、病院組織のあり方に疑念を抱く声が大きくなっていく。

同じく委員で兵庫県弁護士会の弁護士三好登志行《みよしとしゆき》も、

「第三者委員会を設置されない理由が全く理解できない」

と首をかしげる。県弁護士会は前年の2020年8月に県精神福祉家族会連合会、県精神保健福祉士協会などと6団体で第三者委員会の設置を求める要請書を市に出しており、スクリーンの向こうから早口でまくしたてた。

「こういう社会的に非常に注目を浴びた不祥事は、やはり原因究明をしてもらわないといけない。法人のホームページを見ても、非常に情報開示が少なく、何がどうなっているかが全然わからない。何か、見切り発車で対応されていることに、非常に違和感を覚えている」

委員である県精神保健福祉士協会会長の北岡祐子《きたおかゆうこ》も、

「本当に神出病院が本気で改善しようと思っているのか、疑問を持たざるを得ない」

と眉をひそめた。会場中央で一列にテーブルを並べて座る神戸市の幹部4人に語りかける。

「事件の全容がまだ明らかになっていません。裁判を傍聴すると、加害者たちが『自分たちがその病棟に所属した時から（看護師らによる）暴力が蔓延《まんえん》していた』と証言しております。もっと被害者が隠れているかもしれない。ですので、真相を究明していくには（危機管理委員会という）内部の委員ではなく、やはり第三者委員会が必要だと思っております」

三好、北岡が言うように、全委員が「事件の捜査、裁判、病院単独の調査だけでは不十分」と考えていた。

この日の第2回専門分科会は、逮捕された元看護師ら男6人の有罪確定から、既に半年が過ぎていた。

逮捕当時、男たちは、兵庫県警の調べにこう供述していた。

「患者の反応が面白かった」

「先輩もやっているし、いいかと安易に思った」

「（患者らは）伝える能力がなく、何をされたか理解していない」

「仕事上のストレス発散だった」

動機はあまりに稚拙だった。

さらに、判決にいたる公判で傍聴席をざわつかせたのは、男たちが証言した事件の経緯だった。

同じ病棟の先輩看護師らが入院患者を怒鳴ったり、患者が乗る車いすを後ろに倒して放置したりするのを見て、自分たちも軽い気持ちで虐待を始め、患者の反応を面白がるために動画も撮影するようになったのだという。

公判では県警が調べた通り、動画に残っていた七つの暴力行為、三つの性的虐待が認められた。ただし、虐待を受けていたのは重度の精神障害者ばかりだ。彼らは他にどのような虐待を受けていたとしても自分たちで被害を訴えられず、閉鎖的な病棟には物証も残っていなかった。

神戸地検の検察官は、逮捕後の男たちの供述を踏まえれば——と前置きしたうえで、

「病院内では（4年前の）２０１６年頃から、虐待行為は日常的に行われていた」

と述べてつけ加えた。

「立件化した事件は、あくまで氷山の一角でしかありません」

神戸地裁は、すべての事件に関与した田村に準強制わいせつや監禁、暴行などの罪で

懲役4年、4～6件の虐待に関与した2人に準強制わいせつ罪などで懲役2年、他の元看護師3人には監禁などの罪で執行猶予つきの有罪判決を言い渡した。

6人の被告と検察側は双方とも控訴せず、2020年10月末に地裁判決がそのまま確定した。

個人の罪は立証されたとはいえ、「氷山の一角」という検察の見立てに、病院組織の問題を扱う専門分科会の委員たちのモヤモヤは晴れるどころか深まっていった。

暴言と違法隔離

第2回専門分科会は以上のような、半年前の公判での審理を踏まえて議論が続く。第三者委員会という外部からの調査を拒み、閉鎖性を強めるような病院側の動きに対し、委員たちは神戸市の権限をもって突破口を開くよう求める。しかし、神戸市側は困惑しつつも慎重な姿勢を崩さなかった。
委員「退院された方とか、転院された患者さんとか、あるいはお辞めになった職員の方とか、そういう方から（なぜ病院が第三者委員会を設置しなかったのか）真相をお聞きすることはできないんでしょうか」

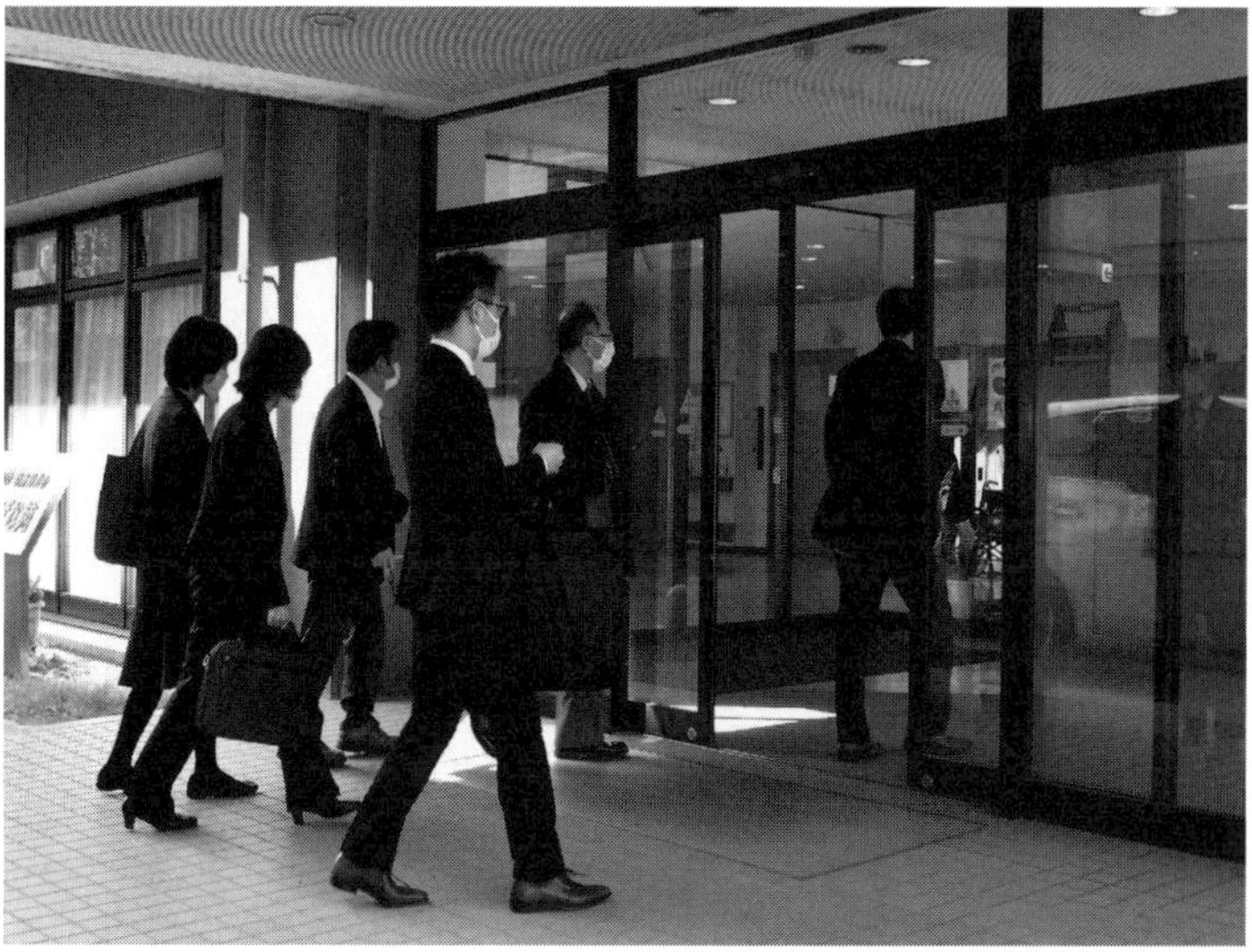

立ち入り調査のため神出病院の関連施設に入る神戸市の調査担当者ら＝2020年3月6日

神戸市「われわれは警察権がないので、聞いたとしてもそれをどう活用するのかというのは難しいです」

委員「第三者委員会を設置するようにと神戸市が指導している以上、その指導を守れなかったとすれば、何か手を打てないのか」

神戸市「われわれが強制的に設置する権限はなく、指導まではいっていません。あくまで依頼をした形にまでしか、できていません」

委員たちが神出病院の運営をいぶかしく思うのには公判内容以外にも理由があった。

元看護師ら6人が逮捕された２０２０年3月から、神戸市は公判に並行して病院の調査を進めてきた。

5カ月をかけて計6回の立ち入りを実施し、虐待があった病棟の患者約30人にヒアリングを重ねる。そこから、いくつかの看護師らの問題行動が浮かび上がってきた。

神戸市の職員たちが院内の監視カメラ映像を確認すると、施錠できない多床室（複数人が入居する部屋）のドアを、内側から患者たちが開けられないように外側から粘着テープで貼っているのが映っていた。

インフルエンザに感染した患者4人を、一つの部屋で2週間にわたって閉じ込めていた。明らかに違法行為だった。

精神保健福祉法は、精神疾患の患者を隔離する際に順守しなければならない事項を定めている。まず、患者同士でトラブルなどが生じないよう、他の患者を立ち入らせてはいけない。隔離中には医師が定期的に会話をする。注意深く臨床的観察をする。毎日1回は診察をする……。

だが、診療録への記録もずさんで、規定が守られている気配はない。厚生労働省が認定する「精神保健指定医」（指定医）の判断を得てから隔離するという最低限の法規が守られているかどうかも定かではなかった。

さらに、症状が比較的軽度の入院患者への聞き取りからは、職員の暴行や暴言に関する複数の情報が寄せられた。逮捕された元看護師たちが公判で「日常的にあった」と証言したように、患者が車いすを後ろに引き倒されたり、怒鳴られたりする被害が院内で続発しているというのだった。

神戸市によると、事件発覚当時のA院長は、元看護師らの逮捕後に行われた市の聞き取りに対し、

「(虐待は) 全く知らなかった」

と話していた。しかし、専門分科会長でもある神戸大学大学院教授の曽良一郎《そらいちろう》(精神医学分野) は、元看護師ら6人の逮捕から半年後に開かれた20年9月の初回会合から疑念を示していた。

「『全く知らなかった』は、あり得えないと思います。私も精神科病院の勤務経験がありますが、病棟で起こっていることを医師、院長が全く知らなかったというのは、精神医療に関わる人であれば、全くあり得ない。理解に苦しみます」

そこで神戸市は、元看護師らの有罪確定から2カ月後の同年12月、病院の全職員約220人に「虐待に関するアンケート」を配った。

回答率は約6割。再三の要請でようやく半数を超えたという事情はあるものの、職員

122人の回答だけを見ても、事件が「氷山の一角」だったとうかがわせるのには十分だった。

・患者への虐待について、12人が「自分もしていた（あだ名で呼ぶなど）」、56人が「見たり聞いたりしたことがある」と答えた。その時期は9人が「（事件発覚7年前の）2013年から」、6人が「（5年前の）15年から」、5人が「（8年前の）12年より前から」と答えている。

・患者を閉じ込めた部屋に外から粘着テープを貼る「違法な隔離」については、77人が「したことがある」「見たり聞いたりしたことがある」と答えた。

・違法隔離について、71人が、院内の指定医は「知っていた」「知っていたはず」と答えた。

・違法隔離について、28人が、A院長は「知っていた」、46人が「知っていたはず」と答えた。

（左ページグラフ）

5割弱が患者への暴言を把握しており、6割以上が違法な隔離が横行していることを認めた。

中でも勤続10年の職員は神戸市の聞き取りに対し、「診察時は粘着テープを外して中に入っていた。就職した時から続いている」と説明した。

虐待に関わっていたか

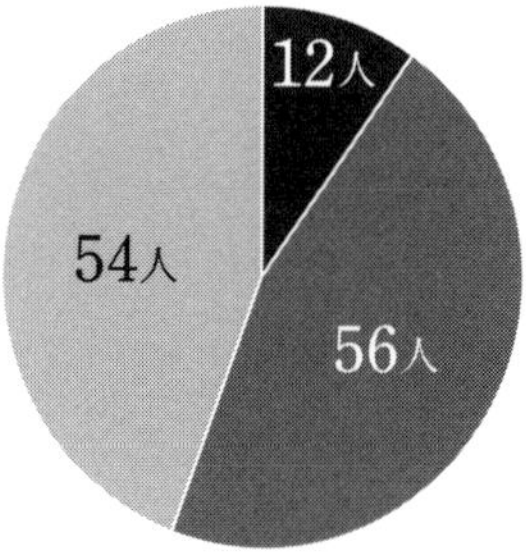

■自分もしていた（あだ名で呼ぶなど）
■虐待を見たり聞いたりしたことがある
■ほか

いつから虐待があったか

●2015年から…6人
●2013年から…9人
●2012年より前から…5人

違法な隔離について

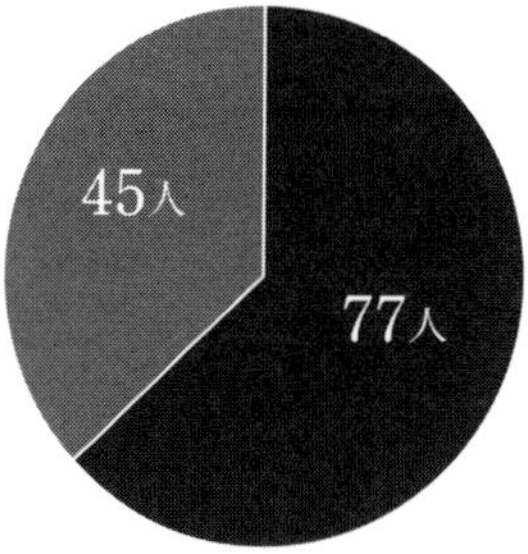

■行ったことがあるまたは見たり聞いたりしたことがある
■ほか

違法な隔離を知っていたのか？

●院内の指定医は
「知っていた」「知っていたはず」
…71人
●前院長は
「知っていた」…28人
「知っていたはず」…46人

２０２０年１２月に神戸市によって実施された神出病院職員対象のアンケートより（全職員２１８名中１２２名が回答）

ところが、市のアンケートに応じた指定医たちは院長を含めて全員、「(違法な隔離は)知らなかった」と返答したという。

このアンケート結果は第2回専門分科会に出席した委員たちにも配付された。

――指定医たちは本当に違法隔離を知らなかったのか。

分科会で委員の一人がそう問うと、神戸市の健康局長は、職員からのアンケート回収が難航したことに触れ、

「非常に『院長が怖い病院』なので、職員たちが本当のことを言えないというのは、いろんなデータからわかっています。アンケートに6割しか答えないのも、神戸市から(データが)院長に渡るといううわさが流れました。病院内に怪文書で。院長に取り消しさせたんですけども誰かが恣意的《しいてき》に(うわさを)流しているんじゃないか。結局、皆さん、トップを恐れてなかなか言ってくれない」

と述べ、歯に衣《きぬ》着せぬ物言いで続けた。

「違法な隔離はもう、常態化していると思います。ですので、普通に考えると、指定医が知らないはずはないと思うんです。厚生労働省の担当者の方に申し上げると、あきれていました」

これに呼応するように、兵庫県精神神経科診療所協会長の淺野《あさの》達藏《たつぞう》はアンケート結果に啞然《あぜん》とした様子で言った。

「この時点で、この院長が指定医を取り消されないというのは理解ができない」

第2回専門分科会のひと月ほど前の21年3月末、神戸市は、管理者責任を果たさず、虐待や不適切な隔離を放置したとして、当時の院長(A)の指定医資格取り消しを求める報告書を厚生労働省に提出していた。資格が取り消されると、患者の意思に関わらず強制的に入院、隔離させるといった精神科医としての重大な判断ができなくなる。

事実上の資格剝奪《はくだつ》宣告だったが、この日、A院長をかばう委員は一人もいなかった。

「死ぬまで入院」のうわさ

神出病院は、精神障害者の強制入院が全国的に進められ、その様子が「患者狩り」と揶揄された1960年代に開設された。精神科と神経科、心療内科、内科を備えている。入院用の465床は全て精神病棟で、2021年の精神科病床数のランキングで見れば全国57位と、1000を超す施設の中では大規模病院の部類だ。兵庫県内では3番目の規模を誇っている。

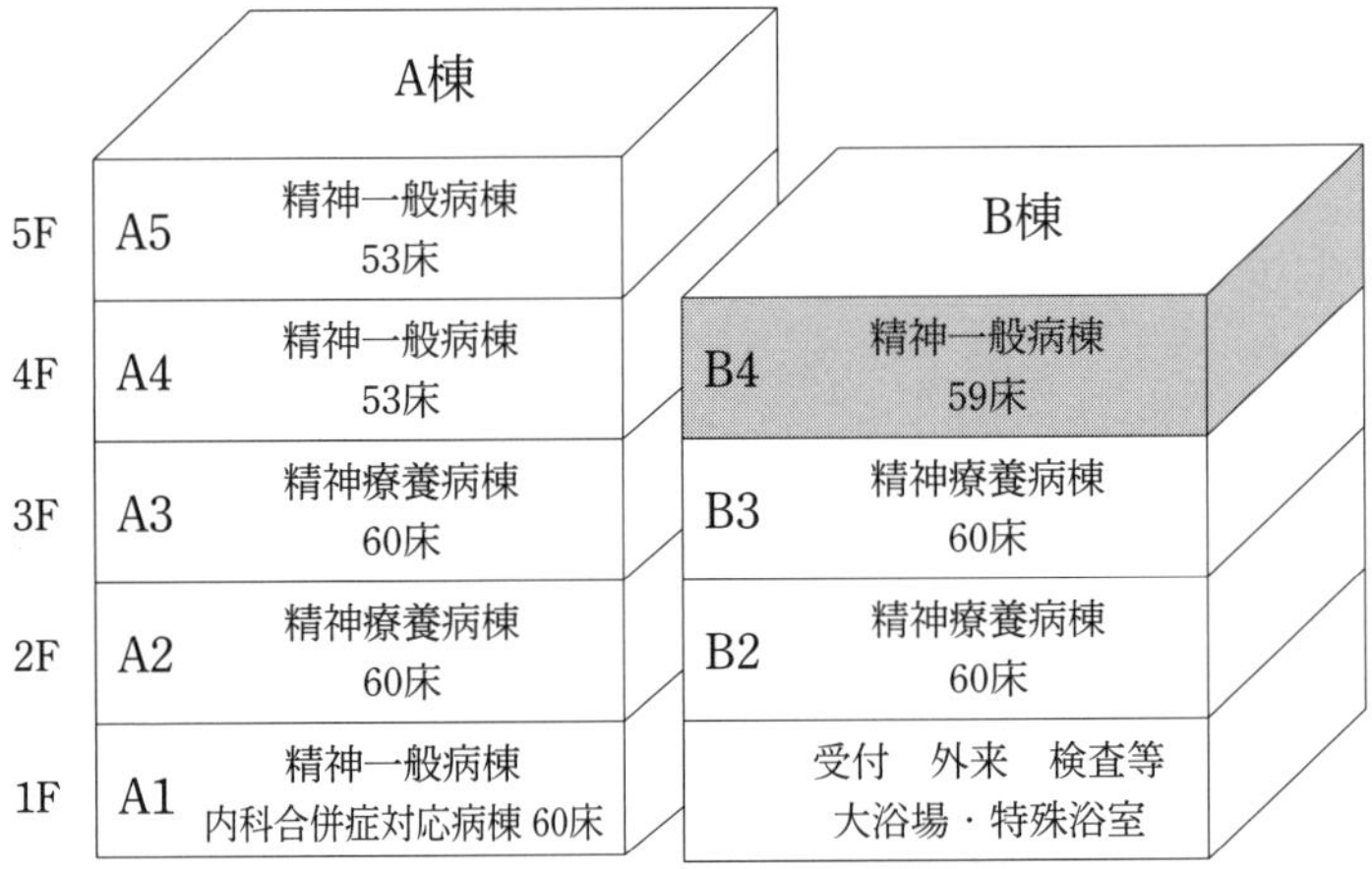

神出病院施設フロア図（病院ホームページ等を参照し作成）

建物は1987年に建てられた4階建てのB棟と、2005年に増築された5階建てのA棟の2棟がある（上図）。事件の舞台となったB棟の4階、通称「B4病棟」は、59床の精神一般病棟で、病態が悪化した患者や内科疾患が進んだ患者など、看護の負担の重い男性患者が多く入院していた。

取材を進めていくと、近隣の精神科病院で働く人々はかなり前から、神出病院に不穏な変化を感じていたことがわかってきた。

別の取材で出会った神戸市内の女性看護師は言った。

「ウチの病院からも症状の重くなった入

院患者さんが神出病院に移されるケースがあるんやけどね。噓か本当か……『あそこの病院に入ったら終わり』という話をよく耳にするようになっていた。あの患者さん、どうなっているんやろうと話題にしても、神出病院から転院や退院をしたという情報がほとんど聞こえてこない。だから、ちょっと怖いよね……って」

神戸市立病院に勤める男性精神科医も言う。

「本来なら精神科病院で身体合併症（精神疾患に身体疾患が合併した状態）になった患者をウチで引き受けて、総合内科で治療すれば回復することが多い。それが事件発覚前は、神出病院からは全然送られてこなくなっていた。もしかしたら、合併症の患者を転院させず、亡くなるまで囲っているのではないか……」

要するに、他院での治療が必要になっても患者を転院させず、死亡するまで不要に入院させ続けているという疑惑だった。うわさの域を出ないとはいえ、ぞっとする。

元看護師らの逮捕直後の囲み取材以降も、院長が取材に応じることはなく、内部の動きは見えない。それでも時を追うごとに、火のない所に煙は立たぬ――そう思わせる情報も入ってきた。

20年11月、虐待事件発覚から8カ月後、病院はようやく患者家族への説明会を開く。関係者以外は立ち入りを禁止されたが、後見人を含めて50人以上が出席した。

参加者らによると、当時のA院長は簡単な謝罪の後、再発防止策として警備員と監視カメラの数を増やす方針を伝え、その後の質疑応答で事件について問われると、平然と答えたという。

「組織ぐるみはありえず、(事件は)全く知らないところで起こったことです」

粘着テープをドアに貼って患者を閉じ込めていた問題を尋ねられると、

「不適切な隔離と言われるが、患者はニコニコしています」

と答えた。なぜ公の場で謝罪をしないのかという参加者らの質問にはこう開き直ったという。

「院長独裁などと言うマスコミと話す気はありません」

その後、事前案内では1時間の開催を予定していたにもかかわらず、20分程度で「帰りのバスの用意がある」と一方的に打ち切りを告げ、さらなる説明を求める当事者家族たちに言い放った。

「ウチは行くところがない人を預かっている。何か、ご意見は?」

部下たちにも恐れられ、人事権を盾に組織を我が物にするワンマン院長——。患者家族たちからそう非難され、神戸市の専門分科会でも批判的に語られていた。私たちも参加者たちから話を聞くほどに、A院長に対して傲慢《ごうまん》な印象が強まっていく。一体、どこまでが実像なのか。

ところがその後、神戸市から指定医の取り消しを求める方針が打ち出される1カ月前の21年3月1日、このA院長は突如として退任を表明し、別の院長(B)に交代した。なぜこの時期に退任したかはわからない。

前述のうわさを裏づけるかのような情報も入ってきた。A院長退任から1カ月もたたない3月26日、兵庫県が兵庫錦秀会(当時)に対し臨時の法人監査に踏み切ったというのだ。

それは神戸市が専門分科会に提出した文書にも記される。

「前院長(A)が経営成績を上げるために、患者の転院・退院を抑制したり、人員体制のキャパシティーを考えない無理な転院を受け入れたりしている可能性がある」

兵庫県は、神戸市が続けてきた内部調査の結果、そう認識するに至ったという。

同法人の理事長は他法人の役員を兼任していることもあり、神出病院からは離れた場所に勤務していた。そのため、法人・病院の運営は実質的に、A院長に委ねられていた。さらに事件を引き起こした責任を負う立場にあるA院長が法人の常務理事も務めており、このままでは病院、法人の抱える問題が、いつまでも改善されない可能性もある――神戸市と兵庫県はそう判断したのだった。

つまり、神戸市は以前から、事件の原因究明が進まない元凶はA院長だと見ていた。市議会でも「早急に法人運営を調査すべきだ」との声は大きくなっていた。

ところが、医療法人の指導監督を所管する兵庫県は、神戸市から監査の要請を受けても「十分な根拠がない」として、なかなか動かなかった。ようやく神戸市と合同で立ち入り検査を実施した時、すでにA院長は退任した後だった。

結局、法人に法律上、問題となる点は見つからなかった。

わかったことといえば、20年8月に市が病院側に改善命令を出しながらも、それは法人理事会に報告されておらず、何の議論もされていなかったという事実くらいだ。

「重要事項はただちに法人理事会に報告をしてください」

市は病院側に、口頭でそう指導するにとどまった。県もそれ以上、踏み込んだ調査をすることはなかった。

患者の退院、転院を巡る疑惑は追及できずに終わった。

1年3カ月後のタレコミ

神出病院の経営陣への批判に荒れた専門分科会の第2回会合（2021年4月）から2カ月が過ぎた。

6月に入ると、神戸新聞社の編集局も目が回るほどに忙しくなった。新型コロナで3回目となる緊急事態宣言が兵庫、東京などで延長される中、高齢者を優先に始まったワクチン接種が本格化していた。翌7月には、5期20年を務めた井戸敏三《いどとしぞう》・兵庫県知事（当時）の退任表明を受けた知事選が迫っている。さらに、1年延期された東京五輪・パラリンピックは、コロナ下で開催の是非が問われながらも、取材準備は着々と進めざるを得なかった。

神出病院の虐待事件は元看護師らの逮捕から1年3カ月が過ぎ、世間の関心も薄まっていった。病院側が設けた危機管理委員会からの発表は何もないままだ。「解体的な出直し」への後押しに積極的な姿勢を見せていた神戸市も行き詰まって身動きが取れなくなったのか、コロナ対応に追われ、このままうやむやになっていくような気もしていた。

それでも障害者団体をはじめ、精神疾患の当事者や家族、支援者らは追及の手を緩めていなかった。神戸市や兵庫県、病院に対して事件の原因を明らかにするよう要望したり、事件の背景にある社会課題を考えるシンポジウムを開いてマスコミにアピールしたりと活動を続けている。他の精神科病院に入院している自分たちの家族や仲間が同じ目に遭うかもしれないという恐怖心に駆られ、事態がいつまでたっても好転しない状況にもどかしさを感じていた。

一方で神戸市の幹部によると、兵庫錦秀会の内部にも、組織を生まれ変わらせたいと切望する幹部や職員たちは増えているらしい。事件発覚後、患者はどんどん退院して減っていき、職員も辞めていく。一線を越えると病院経営も成り立たなくなるという危機感が広がる中で、市は病院と一緒に「次の一手」を模索しているのだという。

「とにかく全てを仕切っていたA院長が交代しただけでも、大きな前進なのではないかとわれわれは思っている。まずは第三者委員会でなくても、法人がやると言ったのだから、やらせる。やらなければ、神戸市と世間が許さないというのは何度も伝えている」

確かに、3カ月前の3月1日にA院長が辞めたほかにも、事件発覚以降は事務長をはじめ、幹部たちも相当数が入れ替わっているようだ。ただ、新たに就任したB院長は精神医療が専門分野ですらない。抜本的な改革などできるのだろうか。

私たちもさまざまな疑問を抱えたまま、コロナ禍の動向、知事選、五輪関連の取材をする合間に、追及を続ける障害者団体や弁護士、行政などの関係者たちから時折、電話で現状を聞く程度になっていた。

そんな中、6月4日、1通の匿名メールが神戸新聞社報道部の社用メールに届く。タレコミだった。最初にこのメールを目にした若手記者は一瞬、何の事件のことかわからず、泊まり明けのデスクに相談した。

（告発）

2020年3月、神戸市西区の神出病院で看護師等6人が入院患者を虐待し、準強制わいせつ、暴行で逮捕され全員に有罪判決が出た。

2021年3月、院長AをBに交代させたが、2021年5月、新たに2度目の看護師による患者に対する暴行事件が発生し、患者が負傷した。

再度、院長が交代することで幕引きを図る。

・2度目の暴行事件の詳細説明が社会や勤務者に全く無い（隠蔽《いんぺい》主義）

・再発防止は口ばかりで入院患者数の回復を狙いB院長が施設訪問を繰り返す（金儲け主義）

○6○

・A院長が、患者のコロナ感染を隠蔽し患者が多数死亡したが不問としB院長が隠蔽を完遂した（殺人病院）

（ご依頼）

逮捕を逃れ、患者虐待が染みついた看護師は今更更生できない。

虐待事件が発覚し、今回、再度、患者暴行事件が発生した組織体質から、院長交代だけでは病院の体をなさない。コロナ感染による患者死亡についても隠蔽し、必要な医療行為を行っていない。

諸悪の根源で、金儲け主義の神出病院幹部全員と理事長籔本《やぶもと》雅巳《まさみ》の解任を切に願い、ぜひともお力添えをお願いしたい。

匿名希望より

（※原文はA、Bともに実名表記）

2度目の事件とは？　また院長が代わるのか？　1年以上が過ぎても、組織の隠蔽体

各報道機関　様

各医療関係団体　様

（告発）

2020年３月、神戸市西区の神出病院で看護師等６人が入院患者を虐待し、準強制わいせつ、暴行で逮捕され全員に有罪判決が出た。

2021年３月、院長[redacted]を[redacted]に交代させたが、2021年５月、新たに２度目の看護師による患者に対する暴行事件が発生し、患者が負傷した。

再度、院長が交代することで幕引きを図る。

・２度目の暴行事件の詳細説明が社会や勤務者に全く無い（隠蔽主義）

・再発防止は口ばかりで入院患者者数の回復を狙い[redacted]院長が施設訪問を繰り返す（金儲け主義）

・[redacted]院長が、患者のコロナ感染を隠蔽し患者が多数死亡したが不問とし[redacted]院長が隠蔽を完遂した（殺人病院）

（ご依頼）

逮捕を逃れ、患者虐待が染みついた看護師は今更更生できない。

虐待事件が発覚し、今回、再度、患者暴行事件が発生した組織体質から、院長交代だけでは病院の体をなさない。コロナ感染による患者死亡についても隠蔽し、必要な医療行為を行っていない。

諸悪の根源で、金儲け主義の神出病院幹部全員と理事長籔本雅巳の解任を切に願い、ぜひともお力添えをお願いしたい。

匿名希望より

2021年6月4日、神戸新聞社に届いた「タレコミ」メールの文面（画像の一部を加工しています）

質は変わっていないのか？

コロナ禍と多くの事件に紛れ、私たちも取材の手を緩めつつあった中で、報道部のデスク陣から声が上がった。

「まだ終わってなかったんか」

にわかに緊張が走った。

「タレコミは大筋事実」だが「公表はしない」

事件担当デスクから連絡を受け、神出病院への取材を続けていた小谷がただちに確認取材にとりかかる。

病院のホームページを念のために検索しても、「2度目の事件」らしき記述は見当たらない。

神戸市の精神保健福祉担当課長に電話をすると、コロナ感染の隠蔽疑惑については「きちんと報告されているので考えにくい」としつつ、2度目の暴行事件があったことはすぐに認めた。

「事実としてはそういうふうに聞いています」

5月20日、病院から「患者がけがをして今、対応をしている」と通報を受け、翌日に市が立ち入り調査をしていた。

それから半月が過ぎた今日（6月4日）になっても、神戸西署は暴行した看護師への事情聴取を続けているらしい。

捜査関係者らに電話で聞くと、事件の大筋が見えてきた。

患者とトラブルになったのだという。看護師は自宅待機を続けており、神戸西署は身柄を拘束する「逮捕」こそしていないが、起訴の是非を判断するために事件記録や捜査書類を神戸地検に送る「書類送検」をする予定だ。

それにしても気になるのは、事件発生から13日もたつ6月2日まで病院から警察に通報していなかったという点だ。

これまでに浮上したさまざまな疑惑を振り返ると、やはり今回も内々で済ませようとしていたのか、と疑わざるを得ない。さらに、書類送検にとどめる事件は原則的に警察側から発表されることはない。病院は、自ら公表するつもりがあるのだろうか。

神戸市の担当課長に確認した後すぐ、小谷はそのまま病院へと車を走らせ、取材を申し込んだ。事務局に名刺を渡して、敷地の外で車を止めて待つ。しばらくして事務長の男性から携帯に電話があった。1年3カ月前の囲み取材に応じた事務長から交代したといい、戸惑いながらも取材内容は事実と認めたが、トラブルの経緯は「まだ情報をまとめきれていない」と口をつぐんだ。

――なぜ公表しないのでしょうか。

「神戸市にはすぐ報告しましたので……」

――病院のホームページにも載せていませんが。

「それは、まだ警察にも事情を聴かれているところですので」

今回も要領を得ないやりとりが続く一方で、告発メールにあった「院長がまた交代する」というのは事実であることがわかった。

新院長は取材の3日前、6月1日付で就任していた。

今回起きた暴行事件の幕引きを図るために交代したのかと問うと、事務長は真っ向から否定した。

「そうではありません。法人は病院を立て直すために、以前から適任の院長を探していて、見つからなかったり、何度も断られたりしてきたんです。前の院長(B)はつなぎというか、期間限定だったんです」

待望の院長がようやく決まった矢先に暴行事件が起き、就任してすぐ警察に通報することが決まったのだという。

――この取材がなければ、今回も伏せ続けるつもりだったのですか。

すると、事務長は苦しそうに言った。

「今の時点で説明できることは限られていますので、きちんと説明させてもらう予定です」

――いつですか？

「来週には……」

この日（4日）は金曜日。すでに記事にできる素材は最低限そろっていたが、病院の説明をぎりぎりまで待つと応じた。しかし週が明けて再び電話をすると、最初の事件が世に出たあの日と同じく、消極的な判断に覆っていた。

「警察の捜査中ですので、こちらから自発的に公表するのは止《や》めることにしました」

知り得た情報を、読者に伝えない理由はない。どの新聞社も取材していなかった。6月8日付朝刊で、記事を掲載した。

〈神出病院で暴行／患者軽傷／神戸　20代看護師、胸ぐらつかむ〉

元看護師らが精神疾患のある入院患者を虐待したとして昨年に有罪判決を受けた神出病院（神戸市西区）で今年5月、男性看護師が患者に暴行し、軽傷を負わせていたことが7日、同病院などへの取材で分かった。病院からの通報を受け、神戸西署が事件の可能性もあるとみて調べている。

病院によると、5月20日午前11時40分ごろ、病棟内で勤務中だった20代の男性看護師が、30代の男性患者に対して胸ぐらをつかむなどの暴行を加え、けがをさせたという。男性看護師は現在自宅待機中で、病院は処分を検討している。

大きな声を聞いた別の職員が現場に駆けつけて発覚。その約30分後、事務長が神戸市健康局に通報し、翌日に市が立ち入り調査を行った。同署には6月2日に通報したという。

捜査関係者によると、男性看護師が指示を聞かない患者を取り押さえようとして、暴力を振るったとみられるという。

6月に就任した土居《どい》正典《まさのり》院長は「病院の再生を目指す中、不適切な行為が起きてしまい申し訳ない。職員に対する教育や患者への対応など、足りていなかった部分を見直したい」と謝罪した。神戸市の担当者は「病院からは速やかに報告があった」としつつ、今後事情聴取を進めて対応を決めるという。（後略）

――「また隠蔽をしようとしていたのか」

朝から、編集局に複数の電話が寄せられた。

そうした問い合わせは、もちろん病院側にも相次いでいた。

ようやく第三者委員会を設置へ

コメントを出した新院長は、精神科医の土居正典《どいまさのり》。就任時点で51歳。兵庫県内の公立精神科病院では最大規模の「兵庫県立ひょうごこころの医療センター」(神戸市北区)で、診療部長、精神科救急医療センター長、司法精神医学担当部長を歴任していた。精神医療の関係者たちに聞くと、これまで信頼できる経歴をたどりながら、いわくつきの神出病院に移ることに「リスクしかない」と心配する声も聞かれた。

確かに、立て直しが難しいことは目に見えていた。しかし、就任早々直面した「第2の事件」への対応が、神出病院にとっての転機となり、組織改革の始まりとなる。

院内で何が起きていたのか？

加害行為をした当時20代の男性職員は昼食の配膳準備中、男性患者につきまとわれ、何度も服や腕を引っ張られたことに腹を立てて押し倒したという。続けて襟首をつかんで引きずり、部屋に引っ張り込む。患者は唇や額、胸部にけがを負った。

関係者らの話を総合すると、5月20日の事件発生当初から、病院は警察に通報するかどうかの判断に揺れていた。神戸市に通報してからは、看護師、患者の双方で話し合いが進み、患者側は警察に被害届を出す意思がないと表明したという。そのため、解決済みと捉える声は内部で強まっていたようだ。

しかし、6月1日に就任した土居は翌2日、暴行の様子を捉えたビデオ映像を確認してすぐさま警察への通報を決める。

これからの病院の方針を示す必要性もあった。

ただ、事件を公表するかどうかまでは議論が進んでいなかったという。神戸新聞に記事が掲載された8日の午後になって、土居は神出病院のホームページに「2021／5／20の暴力行為について」と題し、就任あいさつという形でメッセージをアップしている。

土居は、報道されたことを受けて、

「この度は、当院で発生した看護師による暴力行為について、被害にあわれた患者様をはじめ、ご家族、関係機関の方々には、大変なご迷惑とご心配をおかけしたこと、心よりお詫び申し上げます」

と切り出し、警察に通報した理由に次の二つを挙げた。

「昨年、当院職員が（虐待事件で）逮捕された事件の反省から、全ての判断を病院関係者のみですべきではない」

「今後の神出病院は地域や行政、司法に対してオープンであるべきだ」

その意図は、隠蔽主義からの決別宣言でもあったという。患者は最終的に被害届を出さなかったが、のちに看護師は書類送検されて不起訴処分となる。

7月に入ると、土居は神戸新聞のインタビューに応じた。

「ぎりぎりまで就任の返事を迷ったが、多くの患者がまだ病院の中にいる。患者のために働こうとする職員も残っている。自分の経験が力になればと覚悟を決めた」

そう語り、神戸市に委員の選出を一任した第三者委員会を設置する意向を明かした。

虐待事件による元看護師ら6人の逮捕から実に1年4カ月がたっていた。

第2章

虐待を育んだ負の連鎖

カビの生えた病棟

２０２１年９月、ようやく発足した第三者委員会の委員長藤原正廣《ふじわらまさひろ》は、神出病院の病棟内に足を踏み入れて血の気が失せた。

「人が暮らす場所じゃない……」

カビやクモの巣があちこちに見られる。古びたエアコンは弱々しい風しか吐かず、まとわりつくようなジメッとした湿気がこもっていた。とくに浴室はひどく、壁一面、天井に至るまでびっしりと黒カビが侵食していた。

カビが原因だと思われる心筋炎や肺炎も患者に多発していた。職員らも経営陣に何度も改善を訴えていたが、虐待事件発覚時のＡ院長は、

「これくらいええわ」

と全く取り合わなかったという。

患者の車いすは食べこぼしで汚れたままになっている。窓に患者の便が取り切れていないカーテンがかかり、部屋には便臭が漂っていた。

第三者委員会の設置はその年の７月、新院長の土居正典が決定し、そのメンバー選定

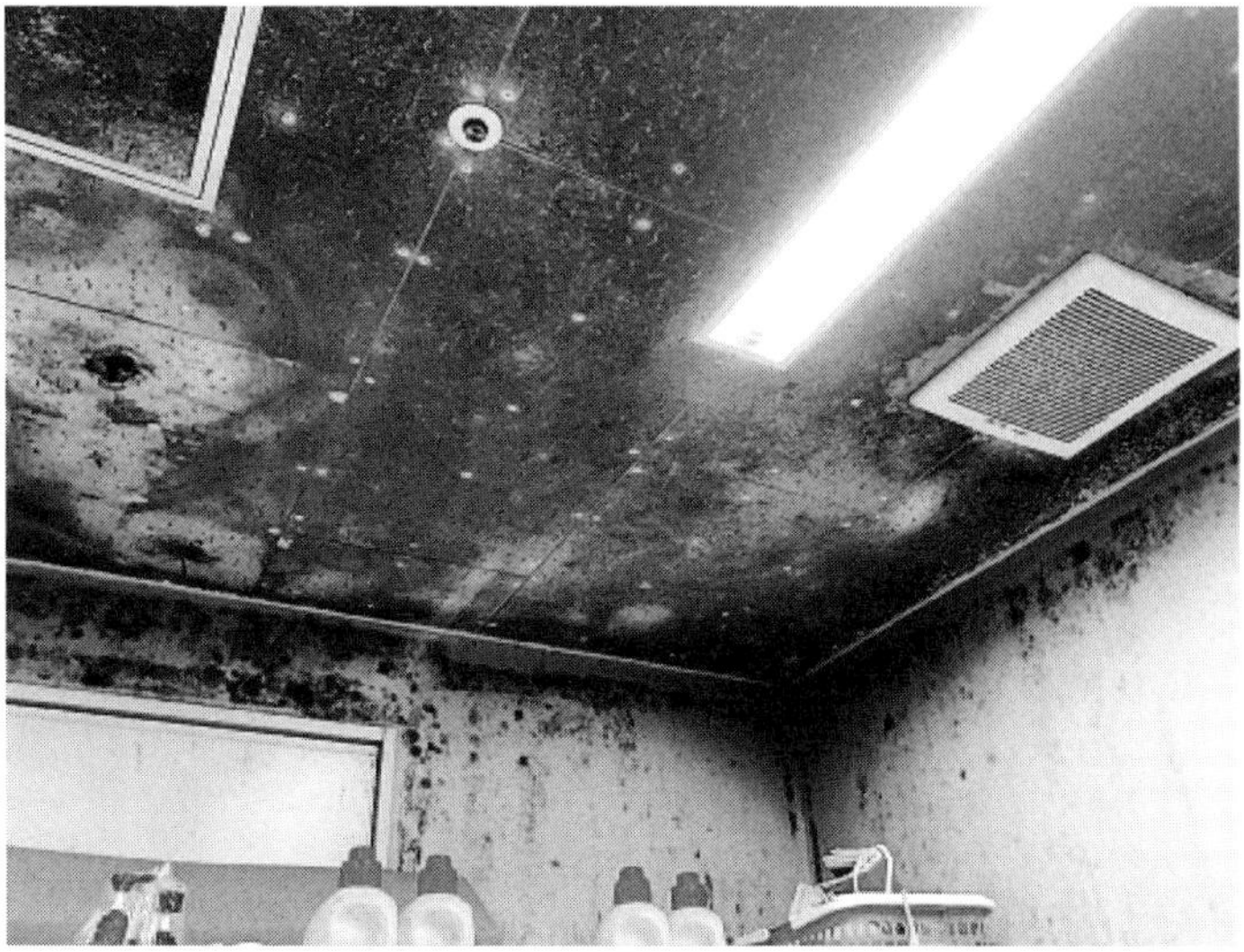

事件発覚当時、神出病院の病棟の浴室に染みついた黒いカビ。壁一面、天井に至るまで侵食し、穴が開いている箇所もあった（関係者提供）

は神戸市に依頼した。選ばれたのは法人と関わりのない外部の弁護士や医療関係者ら5人だ。

委員長に就いた藤原は30年以上のキャリアを持つベテラン弁護士。神戸市の中央市民病院の運営法人役員を務め、医療面や財務、人権擁護に明るいとして市の推薦を受けた。

他にも委員には、リスク管理のスペシャリストや兵庫県精神科病院協会、同県看護協会からの推薦者など、各分野の専門家が幅広く集められた。

藤原たちは市の調査でも迫れなかった事実をあぶりだすため、2

20人余りの在職者全員にアンケートを取り、さらに退職者を含む職員ら約110人にヒアリングを実施した。それまでに神戸市が行ったアンケート（47ページ〜）とは一線を画し、病院の協力も引き出して可能な限りの内部資料も調べた。

それら職員たちの回答の中で、改善を訴える声として多かったのが「カビ」だった。病院の敷地は、雑木林に囲まれ、近くに川が流れ、標高にして周辺から15メートルほど低いくぼ地になっている。立地的に湿気が溜《た》まりやすく、風が抜けにくい。カビは繁殖しやすかった。

「看護師の中には、個人的にカビ取り剤を持ってきて洗浄をしている人もいるようです。けれども到底、それで追いつく状況でもない」

藤原がやるせない表情で語った。

カビは季節を問わずに病棟、病室の壁や天井に広がり、梅雨時になるといっそうはびこるようになる。土居が6月に就任して以降、改善に乗り出したとはいえ、3カ月では状況はほとんど変わっていなかった。

「病院は清潔というイメージがあるのに、これはなんなんだ。なぜこうなるかが全くわからなかった」

藤原にとっては強烈な違和感だった。しかし、調査を進めるにつれて確信めいた思いが芽生えてきた。

カビの原因の一つは、老朽化したエアコンにあった。

虐待事件の発覚した通称「B4病棟」もひどかった。第1章で説明したように1987年に建てられた最も古い4階建ての最上階にあり、およそ55人の男性が入院している。その多くは精神疾患の病態が悪化した患者たちだ。同じ訴えを繰り返したり、突発的に暴れたり。他にも食べ物でないものを食べたり、便を周囲に塗りたくったり、おむつを外して便まみれになったりする患者もいた。

壊れたエアコンは配管から水が漏れ出て、天井内部を腐食してカビを増殖させていた。漏れた水は床にもしたたり、水たまりをつくる。夏にはぬるい風を吐き出し、湿った熱気を舞い上げる。看護師たちが歩くたびに、ネチャネチャと靴底が粘ついた。ただ、空調設備の入れ替え工事には2億円近くかかるとして病院は計画を見合わせていた。

病室の清掃は、委託している専門業者の契約外になっていた。「患者のプライバシーが守れない」というのが病院側の理由だ。やむを得ず、看護師らが仕事の合間にモップや掃除機をかける。雑巾がけも洗濯もする。しかし、行き届かない。人手が足りず、忙しすぎた。とりわけ軽度の患者の部屋は後回しにされ、週1回行うのがやっとだった。

「すさんでいる。場所も、人も……」

藤原が言った。病棟にはびこるカビは、この病院が抱える問題の根深さを象徴しているように思えた。


そもそも病院側は虐待事件が起きた原因をどう考えていたのだろう。院長の土居は第三者委の設置を決めた際に神戸新聞社のインタビューに応じている。

まず「第2の事件」に触れて、次のような持論を語っていた。

「そもそも虐待事件の要因がきちんと整理されていないから繰り返されてしまった。（当初に病院が再発防止策として示した）防犯カメラや警備員を増やすだけでは、根本的な問題解決につながらない」

そのうえで、虐待事件が起きた土壌には「二つの悪循環」があるとみていた。

一つは「組織風土」の問題。

当時のA院長が現場と意思疎通できていなかったのは明らかだった。そうした状況下で上層部まで情報が上がらず、風通しのよくない風土ができ上がった。その結果、職員たちは組織の問題に気づいたり、改善策が浮かんだりしても意見が言えなくなり、次第に無力感や同調圧力を強く感じるようになってしまったのではないかと考えたという。

二つ目は「医療体制」の問題。

適切な医療を行うための設備や環境が不十分なのは歴然だった。そのため病状の回復が遅れ、退院できない患者が多く、長期入院患者の比率が高い。治療よりも病床の稼働率を優先していたのかもしれないという疑念も拭えなかった。

その二つが相まって職員たちが業務に前向きになれず、結果的に自尊心が揺らぐことにつながっているのではないか。

そうした土居の見立てがどこまで正しいのか、私たち記者は第三者委員会の調査に注目していた。

罪を問われなかった過去の虐待と中心人物

逮捕された元看護師ら6人の供述をもとに、神戸地検は少なくとも事件が発覚する４年前の２０１６年には院内で虐待が横行していたと公判で指摘していた（43ページ）。

しかし、第三者委員たちが調査を重ねていくと、16年は通過点にすぎない、つまりすでに虐待が常態化していたのではないかと感じ始めた。部屋の扉に粘着テープを貼って患者を閉じ込めるような違法隔離（46ページ）は少なくとも事件発覚の約10年前には蔓延しており、看護師たちは粗雑な職場環境で、いら立ち紛れに患者に暴言を吐いたり、手を出したりするようになり、その行為は徐々にいたずら、嫌がらせ、そして犯罪行為へと悪質さを増していったのは間違いないように思えた。

調査が進む中で、委員たちが目を留めた人物がいた。虐待事件が繰り返された「Ｂ４病棟」の看護師長２人のうちの１人である。

警察には逮捕されていない。ここでは山田《やまだ》祐樹《ゆうき》（仮名）としよう。

事件発覚当時は40代。看護師長は、病棟全体の看護師らスタッフを統括する中間管理職である。山田は、事件で逮捕された元看護師ら６人の直属の上司でもあった。

事件が発覚する２年前の18年のある深夜、山田はにやつきながら、隣にいた部下である看護師に声をかけた。

Ｂ４病棟には他の病棟よりも多い25人ほどの看護師が所属しているが、夜勤中は山田を含めて３人だけになっていた。

「君は見たことないやろ、見せたるわ」

山田はそう言うと、男性患者の下半身を露出させ、手袋をはめて陰茎をこすり始める。嫌がるのを押さえつけ、射精したのを見届けると笑った。

「前に白いさびみたいのが出て、面白かった」

これは第三者委員会の報告書の一節だ。

山田は他の精神科病院で勤務した後、虐待事件が発覚する8年ほど前の11年10月に転職して神出病院に勤務するようになった。それ以降、ほとんどをB4病棟の担当として過ごしながら主任から係長に昇進し、看護師長になっている。

第三者委員たちが山田の虐待に気づいたのは、別の看護師らの証言だった。調査を始めた時点で山田はすでに退職しており、その理由を看護師らはこう話した。

「A院長に呼び出されて『虐待事件の半分はおまえの責任だ』と言われたらしい。（山田は）『罪を押しつけられた』というようなことを言っていました」

不審に思った委員たちは山田を弁護士事務所に呼び出す。山田について調べると、逮捕された元看護師ら6人と一緒によく夜勤をしていた。情報を集めると、患者を射精させるなどのわいせつ行為を繰り返していた疑いが強まった。

委員の追及を山田はのらりくらりとかわしていたが、ついに認めたかと思うと、

「患者が勃起して、かわいそうだと思った」

と答えたという。患者のおむつを交換する際に苦しんでいるように感じたのだと説明

した。しかし、常識的に考えて、病院で自慰行為をサポートするというのは不自然だ。委員の一人が「いきなり、そんなことをされてうれしいわけがないでしょう」と問い詰めると、いったん口をつぐみ、

「(逮捕された）後輩がやっていたので引っ張られてやるようになった」

と困ったような口ぶりで話す。委員がさらに突っ込んだ。

「20歳も離れた若い部下のせいにするんですか」

山田はあたふたした末に、いたずら心が高じたのだと認めた。

18年には、患者への性的虐待だけでなく、頻繁に暴力行為もあったとみられる。

きっかけは、ちょっとしたいら立ちだった。患者のスリッパが病室の外に履き捨ててあるのを見つけ、ベッドの下にそろえて置き直すのが面倒くさくなった。スリッパを手にとり、眠っている患者の布団に投げつけると、大きな声が聞こえた。

「誰やあ」

患者が思いのほか大きな反応をしたのが面白く感じたのだという。別の患者にも同じようなことを繰り返すうち、行為はエスカレートしていった。

・患者の持ち物を取り上げ、それを患者に見せてからかって逃げる。
・胃管チューブを何度も抜いてしまう患者の頬にテープを貼り「抜かないでね」と落書きして遊ぶ。
・患者の車いすを後ろに引き倒して持ち手が床に着く状態にして身動きできなくする。
・「へ」の字型に折った綿棒や爪楊枝《つまようじ》を患者の両鼻から口にかけて差し込み、その様子を看護師詰所の携帯電話の待ち受け画面にする。
・患者の陰茎の包皮を何度も剝《む》いたり、消毒液がついたガーゼや布で拭いたりし、痛がって抵抗するのを楽しむ。

山田は再度の聴取には応じず、電話に出ることもなかった。しかし、委員たちは他の職員らの証言からも、山田こそが事件の「中心人物」だったと断じた。

報告書にはこう記した。

「B4病棟での虐待行為は、そのほとんどが甲（※山田）に端を発するものである。同人がかかわった虐待行為が最も悪質であって乙1ら（※逮捕された6人）は、甲に追従し、同人の行為を模倣する中で、患者を嗜虐《しぎゃく》の対象としか見なくなり、子供じみたからかい行為から、やがて、患者の命の危険にかかわる行為を無自覚に行うまでに犯罪傾向を強めていったとの経緯が認められる」

84件の虐待——「蔓延の事実を隠せ」

元看護師ら6人の逮捕直後、私たちが病院玄関で取材した当時の事務長も、神戸市の聞き取りに応じた当時のA院長も、院内での虐待については、

「誰も知らなかった」

と繰り返し述べていた。知らないというのはあり得ないと専門家たちが指摘しても発言を覆すことはなかった。加えて言えば、法人は事件の被害者や家族が納得する形で、示談を成立させたことも、謝罪したこともない。あくまで事件を起こしたのは逮捕された元職員たちだったとして、病院や法人は責任を認めてこなかった。

しかし、第三者委員会が調べた限り、虐待は公判で認められた6人の10件どころではない。

・びんた、膝蹴《ひざげ》り、スリッパで頭を叩《はた》く。
・便で汚れた衣服を着せたまま漂白剤の原液をかける。

・棒で鼻を無理やり上向かせた痴態を撮影する。
・歩けない女性患者を全裸でベランダに放置する。

その数は、少なくとも計84件。関与したとされる看護師らは逮捕された6人と山田を含めて計27人に上っている。確認された最も古い虐待は、検察が指摘した２０１６年よりもさらに古い２００９年３月。事件発覚の11年前から続けられていた。

看護師たちの間では、感情的に暴力を振い、人を物のように雑に扱い、物笑いの種にし、さらには懲罰を与える名目で心身を痛めつけるという行為が横行していた。６人が逮捕された10の虐待事件は、そんな土壌で生まれ発覚した、一握りの事実でしかなかったと委員たちは認定した。

それほどひどい状態だったのに、病院はなぜ事件から１年以上たっても第三者委員会の立ち上げを拒んできたのか。

さらに、事件の中心人物とされた山田は、なぜ公表も懲戒処分も免れたのか。

職員たちの証言や警察の取材をもとに、事件発覚の経過をたどってみよう。

２０１９年12月、院外の女性へのわいせつ事件で看護助手の田村が逮捕され、押収されたスマホに保存されていた動画から神出病院の虐待事件が浮上、兵庫県警はすぐに院内を捜索する。病院はB4病棟の数人が虐待に関わっている疑いを警察から知らされた。病院は当初、マスコミの取材に対して「詳細はわからない」の一点張りだったが、早い段階から6人のうち、すでに逮捕されている田村を除く4人（残る1人は逮捕直前に判明）を特定して自宅待機を命じている。

翌年1月22日にはこの4人に事情を聴いていた。全員が虐待していたことを認めると、約1カ月後の2月21日、当時のA院長は彼らに退職願を出すように求め、自主退職をさせていた。

一連の聞き取りの中で、彼らの上司である山田（78ページ）の関わりについても病院は知っていた。第三者委員会は「（A院長は）被告人ら6名だけではなく、（山田も）患者に対する虐待を行っていたことを早い段階から認識していた」と指摘している。

にもかかわらず、A院長は1月時点で山田を警察に通報するでもなく、処分もせず、別の病棟に移るように命じただけだった。6人が逮捕されて半年後の夏、ようやく主任に降格させ、自主退職させている。事件の責任を問うた事実上の退職勧奨であることは、外部に伏せられてきた。

捜査関係者によると、県警も6人をターゲットにしつつ、上司の山田が事件に絡んでいることはつかんでいた。

「先輩の看護師が虐待する場面を見て、自分も虐待をするようになった」

逮捕した元看護師らが公判でそう証言したように、複数の供述からも山田は間違いなく捜査対象だった。しかし、唯一の物証であるスマホの動画に山田は出てこない。逮捕したとしても、証拠不十分で不起訴になる可能性が高かった。

そうした捜査事情を、A院長はある程度知っていたのではなかったか。報告書にはそれをうかがわせる職員らの証言も記されている。

同じB4病棟で働く看護師の中には、自身も患者への虐待に加わっていたと打ち明け、警察に出頭すべきかどうかを悩んでいる職員がいた。水や湯、アルコール消毒液をシリンジ(注射器)に入れ、水鉄砲のようにして患者にかける行為を繰り返してきた。しかし、出頭を引き留めたのはA院長だった。

院長は表には出さないように伝えたうえで、院内の部長や師長らにこうも指示していた。

「(虐待の証拠になるような)動画や写真があったら消しとけよ」

それぞれの職場で部下たちにチェックさせ、警察の捜査が限定的に終わると、「助かったわ」「危なかった」と胸をなで下ろす幹部もいたという。

それればかりか、神出病院の運営母体である法人が20年12月に設置した「危機管理委員会」（40ページ）は、新院長に土居が就任するまで一度も調査に関する情報を公表してこなかった。

それもそのはずだった。危機管理委員会の委員28人に外部委員が3人しか含まれていなかったのは前述の通りだが、メンバーには事件の責任を問われかねない病院幹部が11人もいた。中でも委員長に就いた弁護士はもともと法人の理事でもあり、おおよそ身内と受け取られてもおかしくない人員構成だった。

議事は1カ月に1回、1時間程度しか開かれず、事件の原因究明は遅々として進まなかった。2人の大学教授が外部委員として選任されているが、土居が就任した21年6月まで計6回の会合で出席したことは一度もなかった。

第三者委員会は報告書の中で、こう言い切っている。

「純粋な第三者のみによって構成される本来の第三者委員会によって調査が行われると、兵庫錦秀会に関する数々の不都合な問題点が明らかにされてしまうことを恐れ、錦秀会グループにおいてコントロールできる委員によって調査を行った体裁を取り繕うことにした」

第三者委員会の設置を回避しつつ、事件が世間から忘れ去られ、うやむやになるのを待つ。危機管理委員会はそんな狙いでつくられた「まやかし」の組織だと断定していた。

では、法人に関する「数々の不都合な問題点」とは何だったのか。

利益優先の死亡退院

「実は、患者を虐待していた看護師らも、院内で虐げられていたんです」

第三者委員会のメンバーで弁護士の林亜衣子《はやしあいこ》は言う。

そのことを裏づけるような一つのデータが見つかった。

748・8日――。

これは事件が発覚した2019年度に入院していた患者たちの平均在院日数だ。

同時期における全国の精神科病院の平均在院日数（265・8日）に比べると、2・8倍も長い。

さらに近年の推移を調べると、全国ではその10年前から在院日数が1割以上減っているのに、神出病院では同じ期間で64・5％も増えている。

明らかに異常な数値だった。

第三者委員会はその理由を調べた結果、

「病院が組織的に退院を先延ばしにしていたからだ」

と結論づけた。


職員アンケートにはデータを裏づける、悲鳴のような証言が相次いだ。

「退院させることで患者様の人数が減るため、先延ばしにするように院長に言われた」

「退院支援を行い、退院させようとすると院長から叱責があった。また、上司からも『やめてくれ』と言われた」

「院長からお金の話をされ、入院期間を延ばすしかなかった」

「ベッドを空けるような発言をすると却下される。ベッドコントロール（病床の効果的・効率的運用）については、全て院長の意向が反映された」

「患者さんが院長に退院したいと言っても、家族がいいと言えばいいとだけ答え、しっかり向き合ってはいなかった」

まさに、事件発覚前から地元の精神医療界に広がっていたうわさ（53ページ）の核心だった。

林たちは調査を重ねるほど、恐怖と怒りに震えた。

神出病院の病床は全部で465床ある。当時のA院長は、保護室5床を除いた病床の使用率98・9％に当たる「455人」を維持するという目標を掲げていた。その達成を重視するあまり、転院治療が必要な患者を囲い込み、適切な医療をしていなかった疑いが強い――第三者委はそう分析するにいたった。

A院長は20代後半で医師免許を取得し、1993年に30代で精神保健指定医の指定を受けている。精神科だけでなく、内科医としての臨床経験が13年間あるという異色の経歴だ。

神出病院に赴任したのは2007年。その3年後、事件発覚の10年前の10年から21年まで10年余りにわたって院長を務めたが、この間に、

「牧歌的だった院内の雰囲気が一変した」

神出病院の死亡退院患者数と、患者の平均在院日数の推移

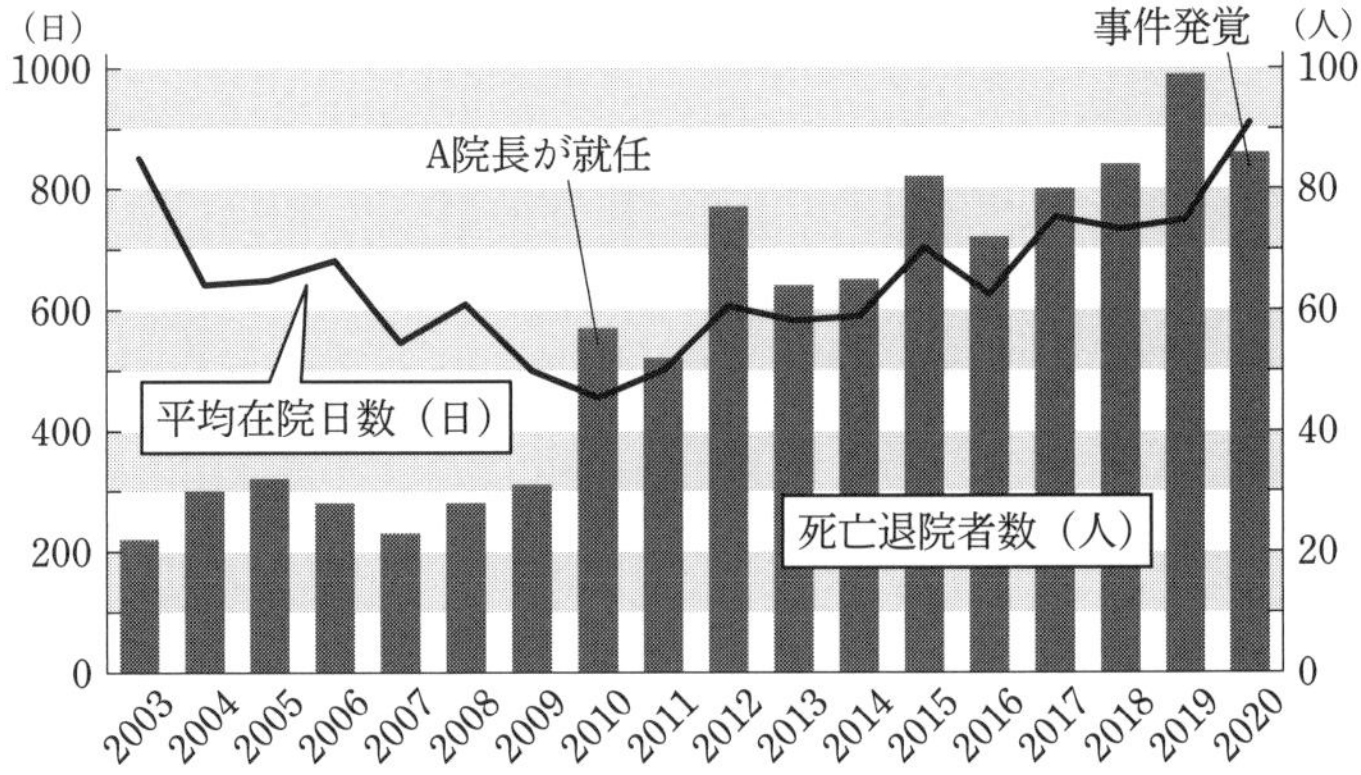

「神出病院における虐待事件等に関する調査報告書」より作成

と多くの職員が口をそろえた。

患者が回復して退院するのではなく、死亡した状態で退院する「死亡退院」は、このA院長が就任した10年まで年間おおむね30人以下で推移していた。それが着任して約10年がたった19年には年間99人へと3倍以上に膨れ上がっている。

その数は実に退院患者全体の4割に上っていた。

退院を抑制するための指示や圧力は、職員たちへの聞き取りからより具体的に浮かび上がっていた。

精神科病院では通常、患者の社会復帰をサポートする「精神保健福祉士」が日々、入退院の推移をチェックしている。A院長は毎朝、彼らが常駐するケース

ワーカー室を訪れ、その日の入院数と退院数、在院患者の総数を細かくボードで確認するのが日課だった。

少しでも退院者がいると、「今日は多いな」といら立ちを見せ、

「ベッドに空きをつくるな。満床にしろ」

と厳しい口調で職員らに指示をする。他院の状況を調べても、院長がこれほどまでに精神保健福祉士の業務に介入する病院は見当たらなかった。

空き病床が増えてくると、隣接する介護老人保健施設の入所者を転院させた。さらに、他の精神科病院では受け入れが難しいような内科疾患の合併症患者を積極的に呼び込んだ。

「他院で治療すべきです」。院内の医師がそう判断して患者を退院させたことがある。するとA院長は自身の経歴をもとに「俺は内科的疾患も診られる」と叱責したという。

病気が寛解しても退院させられない。やがて容体が悪化するまでケアを続け、最期を看取《みと》る。そのことで看護師たちの業務負担は増大し、モチベーションが下がっていったとみるのは当然だった。

「患者は治療の対象ではなく、在院患者数を維持するための道具でしかなかった」

A院長の運営姿勢を、報告書は手加減抜きで指弾した。

患者よりソリティアを優先する医師

病院トップの姿勢は下へ、下へと伝播《でんぱ》する。事件発覚当時、病棟には6〜7人の常勤精神科医がいたが、数人は既に働く意欲すらなくしていたという。

証言によると、そのうちの1人は看護師らが患者の異変に気づいて診察を依頼しても、たびたび、

「それくらいどうもないっすわ」

「今、忙しい」

などと投げやりに断っていた。

第三者委員会の聞き取りに、ある看護師は無念を抑えきれずにこう打ち明けていたという。

「いろいろと情報を上げているのに何も処置をしてくれず（重症化して）亡くなった患者が3人いる」

医師によっては病棟に行かずにパソコンゲームの「ソリティア」ばかりをしていたり、

患者をからかって楽しんだりしていた。ある医師は患者を診察しながら、院内にいる好みの女性をランキング表にして書かせ、それを物笑いの種にしていた。

それだけではない。医師たちは重症患者の「隔離」「身体拘束」という二つの行動制限を巡り、違法性や不適切さを知りながら黙認し、放置していた。

まずは「隔離」について。

元看護師ら6人の逮捕直後、神戸市は立ち入り検査の結果、病院が部屋の扉を粘着テープで貼り、患者4人を一つの部屋に閉じ込めていたこと（ガムテープ隔離）を確認していた。その後、病院職員へのアンケートから、院内で常態化していた疑いが強まる。それにもかかわらず、院長を含めた医師たちは全員が「知らない」と答え、関与は認めないままだった（47〜49ページ）。

それから1年半がたち、第三者委員会の委員たちは改めて調査を進める中で、疑念が確信に変わった。

事件後に退職した医師たちが口を開いたという。

「ガムテープ隔離は、看護師からの事後報告で知っていた。院長が（感染症を広めるな、と）看護師に対し、患者を部屋から出さないように指示してのことだと思う。他の医師も当然、看護師から話を聞いて知っているはず」

「私たち医師は黙認している形だった。看護師がやむを得ず行っていることに強く反対はできなかった」

つまり、院長や医師たちは本来、自分たちでしなければならない判断を看護師たちに任せ、責任をなすりつけていたと言えると第三者委員会は判定した。

ガムテープ隔離はやはり蔓延していた。病棟によってはその理由は感染対策にとどまらない。夜間に盗食、徘徊《はいかい》などの「問題行動」を起こす患者を特別室に閉じ込め、懲罰を科すために使われていた。

「身体拘束」についても、似たような状態だった。

患者の自由を完全に奪う。

寝返りも打てない。

かゆい部分も自身でかくことができない。

身体拘束はそうした苦痛を患者に与え、エコノミークラス症候群で死亡する危険性もあるため、法律では、自殺や自傷を防ぐ代わりの方法がない場合に限ると厳しく規定されている。

にもかかわらず、神出病院では独自のルールがまかり通っていた。

院内では「簡易拘束」と呼んでいた。一般的な拘束方法としては、両手足と胴を巻いてベッドに固定する「５点拘束」が知られるが、面ファスナーのついた帯や車いすのベルトで体の一部をくくる。「５点拘束ほどに行動を制限するものではない」という拡大解釈のもと、看護師たちが医師の指示なく、独断で行うことを病院も容認していた。

第三者委員で弁護士の林は「虐待事件に手を染めたのは看護師たちだが、不適切な看護を放置していたのは医師たちであり、Ａ院長だった」と語気を強めて言った。

「結局のところ、利益至上主義に帰着するんです」

１億円超の交際費と大阪医療界の寵児

「松茸《まつたけ》のすき焼きコース４人分＋赤ワイン代など」――89万７１６０円

「松葉蟹《がに》コース３人分」――34万５０００円

林らが、信じられない額の領収書の束を見つけたのは調査も終盤にさしかかった2022年の春だった。

「何度言っても法人側が提出しないので、直接乗り込んだ。ロッカーを開けたら、とんでもないファイルが出てきた」

ページを繰っていくと、兵庫錦秀会（当時）の交際費が記されている。8年間で1億円を優に超えていた。

そのほぼ全額を、事件当時の理事長籔本雅巳（21年9月辞任）が一人で使っていた。

兵庫錦秀会は神戸市西区で神出病院を中心に高齢者施設、看護専門学校の3施設を運営していた。その上部組織には、大阪を拠点に3000床を擁する西日本最大級の医療法人「錦秀会」グループがあり、籔本はその最高経営責任者（CEO）として知られていた。政財界に華やかな人脈を持って「大阪医療界の寵児」とも呼ばれ、元首相の安倍晋三（22年7月死去）に近く、ゴルフや会食をともにするなど、新聞の「首相動静」欄にもたびたび登場していた。

〈17年5月4日　山梨県富士河口湖町のゴルフ場。籔本雅巳錦秀会グループＣＥＯらとゴルフ〉
〈18年12月29日　千葉県袖ケ浦市のゴルフ場、籔本ＣＥＯらとゴルフ〉
〈19年8月20日　富士河口湖町のイタリア料理店。籔本ＣＥＯらと食事〉
〈19年9月21日　東京・元代々木町のピザ店。籔本ＣＥＯらと食事〉……

結果的に籔本は、神出病院の事件発覚から約1年半後の21年10月、虐待事件とは関係なく、日本大学の医学部付属病院の建て替え工事を巡る背任事件で、日大の元理事とともに逮捕された。逮捕直前の21年9月にＣＥＯを辞している。

首相動静　4日

【午前】6時48分、宿泊先の山梨県鳴沢村の別荘から同県富士河口湖町のゴルフ場「富士桜カントリー倶楽部」。増岡聡一郎鉄鋼ビルディング専務、籔本雅巳錦秀会グループCEOらとゴルフ。
【午後】2時24分、別荘。5時33分、昭恵夫人、萩生田光一官房副長官、長谷川栄一首相補佐官、秘書官らとバーベキュー。9時55分、秘書官ら出る。宿泊。

２０１７年５月４日の首相の動向。同年５月５日付神戸新聞朝刊より

第三者委員会によると、籔本は神出病院を訪れたことがほとんどないにもかかわらず、兵庫錦秀会は毎年2億円前後の役員報酬の支払いをはじめ、理事長専用の高級車をリースしたり、購入したりする費用も負担していた。

兵庫錦秀会が籔本への報酬や保証料名目で支払った金額は8年間で約18億円に達している。

第三者委員会は「違法な報酬もあり、不当利得に当たる。速やかに返還請求すべき」と報告書に明記した。

その籔本に招かれていたのが、虐待事件発覚時のA院長だった。それこそ、「入院患者数455人を維持し、病院を黒字にする」という使命を担って。A院長は籔本の期待に応えるため、「経費削減、利益優先」の道をひた走った。

毎月第1水曜日には錦秀会の法人本部（大阪市住吉区）で理事会が開かれ、グループ傘下の各病院の代表が集まって実積を報告する。目標に届かない病院は籔本から強く叱責された。その中にあって、神出病院は継続的に目標達成できていた唯一の病院だった。

A院長のこだわりを、第三者委員会は報告書で冷ややかに記している。

「(錦秀会傘下の各病院の院長は近隣大学の医学部の教授等の顔ぶれだったのに対しA院長の経歴は）医学部教授等とは全く無関係の臨床医で、医師としての能力が評価されることはなかったと考えられる（中略）他の錚々《そうそう》たる経歴の医師が居並ぶ中で褒《ほ》められることは、相当強度に院長自身の自尊心を満足させるものであったと考えられる」

その陰で、院内では医薬品の購入費を抑えられ、患者への投薬は制限されていた。ガーゼや消毒液の不足はしょっちゅうだった。入浴介助に使える病院のバスタオルは看護師ひとりに1枚しか支給されない。ベッドやストレッチャーに敷く分は、看護師たちが自前で買って使いまわしていた。下地がはげて穴だらけの非常階段は「使うことがないから」といって放置されていた。お湯の出ない給湯設備、鳴らないナースコールは「また患者が壊すから」といって修繕されなかった。

法人の経常利益は10年間で倍増したが、その利益の大半は籔本一人が享受していた。

第三者委員会は病院の現場が疲弊していく様子を、

「適切・相当な改善要望の大半がことごとく切り捨てられ、職員が要望を出しても結局変わらないと諦めるようになった」

と評している。こうした報告は、新院長に就いて第三者委員会設置を決めた土居の想像を上回るものだった。

権力者の歓心を買うため、利益追求に走る経営トップ。その意向を受けて現場無視の過剰な経費削減を推し進める院長。働く意欲のない医師たち。全ての負担を押しつけられ、士気も規律も失う看護師ら。

報告書は「経営陣に『患者のため』という視点が全く欠如していた」とし、原因を次のように結論づけた。

「患者の利益よりも収益を上げることを優先した経営を10年近く続けてきたことが、現場の看護内容をゆがめ、その行き着いた先が今回の事件だった」

第3章

精神科病院で何が起きているのか

孤立する家族

驚くほど数多く長く続けられていた虐待。しかもそれに多くの職員たちも気づいていた。それなのに、虐待されていた患者たちの悲鳴は外に届かなかった。これが精神科病院でなかったら、もっと早くに明るみに出たのかもしれない。

患者たちはどうしてこんな閉じられた環境に居続けなければならなかったのか。私たちがこのことを考える時に浮かぶのが、事件発覚時にA院長が口にしたという言葉だ。

「ウチは行くところがない人を預かっている。何か、ご意見は?」

第1章で触れた、元看護師ら6人が逮捕されてから8カ月後に病院が開いた家族説明会での一幕だ(54ページ)。A院長は一方的に説明を打ち切ると、食い下がろうとする当事者家族たちにそう言って黙らせ、立ち去ったという。

この言葉を最大限好意的に嚙みくだいて言えば、こうなる。

「ご家族の方々が退院させていいのなら、そうしてくれていいですよ。でも、できるのですか」

それは、家族の弱みにつけ込んだ開き直りの言葉とも言えるかもしれない。

この章では精神医療の歴史を踏まえつつ、神出病院の虐待事件がもたらした医療界への影響を明らかにしていきたい。

まずは神出病院の虐待事件から話がそれるが、私たちが取材で遭遇した三つのエピソードを紹介しよう。

◆　◆

①「社会が変わって」

超高層マンションの最上階に近い部屋で、70代の森下正一《もりしたまさかず》さん（仮名）は日中の大半をぼんやりと外を眺めて過ごしていた。

眼下には、子ども時代とは大きく変貌し、整然と区画された街並みが広がる。同居している弟で60代の正義《まさよし》さん（仮名）は言った。

「兄は知的障害なんよ。震災後はもう、できるだけ外には出させへんようにしている」

兄弟が暮らすマンションは、1995年に起きた阪神・淡路大震災で大火に見舞われた神戸市の新長田地区にある。かつて一帯は神戸の「西の副都心」といわれ、縦横に広がる商店街に600軒ほどの店が建ち並び、裏路地には棟割り長屋や文化住宅が密集していた。商工業者たちが働いて暮らす、まさに下町だった。それが震災で焼け野原になり、やがて中高層ビルが建ち並ぶ街に生まれ変わった。

正義さんは兄や家族と暮らしていた店舗兼住宅を失い、10年を待って完成した再開発ビルのテナントに店を構え、上階にあるマンションの一室に入居した。4LDKの部屋に、芝生つきの共有ゾーンという住まいに不満はない。

しかし、正義さんは、兄の正一さんを家から出さなくなった。

きっかけは、警察に保護されたことだ。

「公園に立って、変な目つきで子どもを見ている人がいる」

住民から通報があったという。「うそやろ……」。電話の受話器を持つ手が震えた。

「兄は子どもが好きで、見ているだけ。震災前やったら、子どもたちも一緒によう遊んでくれて、兄が迷子にならないように大人も子どもも心配してくれたんやで」

兄を連れて店に来た警察官に説明したが、通じない。

「怖がる人もいるので、見張っておいてください」

と注意され、寒々しい気持ちになった。

街は広い道路で区画され、災害に強く、ビジネスマンが行き交《か》い、子育て世代も増えた。一方で、「向こう三軒両隣」といわれた濃密な人間関係は消えた。

正一さんは普段からおとなしく、人に危害を加えることはない。それでも正義さんはトラブルになるのが嫌で、静かに暮らせるほうが望ましいと考えている。時折、ずっと家にいる兄がかわいそうになることもある。

正義さんはぽつりと言った。「まあ、寂しいもんや」

②「親がいなくなって」

午前6時前、神戸市内のニュータウンで戸建てに暮らす40代の会社員山下優子《やましたゆうこ》さん（仮名）は、けたたましい物音で目が覚めた。

誰かが庭に侵入して暴れている。自宅の壁が硬いもので猛烈に叩《たた》かれている。庭に面したリビングに行って、恐る恐るカーテンをつまんで掃き出し窓から外をうかがおうとした瞬間、男の影が近づき、ガラスを割られた。

悲鳴を上げ、混乱しながらもスマホで110番をした。男はいったん遠ざかったかと思うと、今度は玄関に回り込んでドアや壁を強く叩く。すりガラスが割られ、バールが突っ込んできた。

「どうしよう！　入ってこようとしてます！」。優子さんは電話越しの警察官に訴える。しかし、男に入ってくる気はないのか、外の郵便受けや置き物を手あたり次第に壊すだけだった。20分後、駆けつけた警察官たちが男を取り押さえた。後で聞かされたところによると、男は50代で、裏隣りの戸建てに住んでいるということだった。ところが優子さんは引っ越してきて10年以上になるが、彼の顔を見たことがないどころか、その存在すら知らなかった。

警察によると、男は取り調べに対しても意味不明な発言を繰り返し、明らかに精神疾患だったため、精神科病院へ強制入院させることになったという。

優子さんは、裏の家に高齢の女性が住んでいることは知っていた。男の母親だ。息子をできるだけ外出させないようにしていたが、数年前に体を壊して入院せざるを得なくなり、男は一人で暮らすうちに症状を悪化させていったとみられる。

壊されたガラスや扉の修理代は、遠方に暮らす男の兄弟が支払った。しかし、その兄弟にも家庭がある。

優子さんは不安になる。男はいつか病院を出てくるのだろうか。その時に、母親は退院しているだろうか。母親の代わりに、兄弟は世話をしてくれるのだろうか……。

「とんでもない目に遭ったので、正直を言えば、再び近所で過ごすことは恐怖でしかない」

取材に対してそう漏らしつつ、

「それでも、相手の家族のだれも責められない。私だって、家族が同じような病気にかかれば、どうしていいかわからないから」

優子さんは割り切れないように言った。

③「閉じ込めるしかない」

発覚の端緒は、市役所窓口での職員とのやりとりだった。

2018年1月、兵庫県三田《さんだ》市で、70代の男性が妻の介護について相談に乗ってほしいと市役所を訪れた。

ニュータウンの戸建てに、妻と長男の3人で暮らしているという。

「ところで息子さんは普段は何をされているのですか」

職員が確認のため尋ねると、男性は言った。

「騒ぐから、檻に入れています」

職員が目を点にして聞き返す。40代の長男は、戸建ての自宅に隣接するプレハブ内に作った木檻の中で、25年近く閉じ込められていた。

市の職員がすぐに自宅を訪ねると、下半身をさらけ出した男性が、高さ1メートルほどの檻の中で体育座りをしていた。言葉を話せず、腰は「くの字」に曲がって伸ばせなくなっている。扉には南京錠がかかり、床にはペット用のトイレシートが敷かれていた。

長男は精神障害と知的障害を抱えていた。

約3カ月後の4月7日、兵庫県警は監禁容疑で父親を逮捕する。その直前、父親は神戸新聞の取材に応じ、感情を表に出すこともなく淡々とした口ぶりで「仕方がなかった」と語った。

25年前、一家は長男が15歳の時に三田市に引っ越してきた。息子に自傷行為などがあり、以前の住まいに居づらくなったという。引っ越して最初の頃は2階を長男の部屋にしていたが、発作的に暴れて壁や食器棚、窓を次々に壊し、耐えられなくなった。

「近所から迷惑だと怒られたこともあった。もしも長男が外に出て、誰かを傷つけてもいけない」

檻の中は掃除をし、食事をさせ、夜は檻から出して風呂にも入れていたという。

父親は檻に入れ始めた当初、長男を福祉施設に入所させられないかという相談を三田市にしていた。しかし、当時の市役所には知的障害者の窓口しかなく、一方、精神疾患の対応は兵庫県の管轄だった。三田市が施設を紹介することはなかった。

父親は後の裁判でこう証言した。

「施設に入所するのは順番待ちが大変で、もう諦めていた。すると（妻が）『自分たちで面倒を見たい』と言った」

兵庫県によると、1990年代は精神疾患の患者に対応できる福祉施設も少ない時代だった。重度だと「暴れる」などの理由で入所を断られるケースもあったようだ。

地域との交流もほとんどなく、家族は孤立を深めていた。

◆　◆

知的・精神障害者とともに暮らす当事者家族の抱える苦悩は、その立場になってみなければ実感するのは難しい。そして同様に、その隣人たちにとって切実な問題でもある。一緒に外に出たくても、社会に受け入れてもらえない。世話をしたいが、見守る人がいない。施設を探したいが、簡単には見つからない。いわゆる「家族依存」に陥ってしまいかねない危機感の行き着く先に、精神科病院がある。

それは、「病院依存」と言えるかもしれない。入院を断られれば、家族以外に支えになってくれる人はどれだけいるだろう。そんな不安は、神出病院に入院している患者の家族たちにとっても少なからずある。

それにしても、神出病院のA院長が患者家族に投げかけた「行くところがない人を預かっている」との言葉には、そもそも精神障害者たちを「厄介な存在」と見ているのではないかという疑問を感じる。その延長線上に、看護師らの虐待事件は起きたのではないだろうか。

さらに複数の専門家たちに取材をする中で、事件の背景には日本独特の精神医療観もあるのではないかと、おぼろげながらに見えてきた。

そこで、精神医療の歴史に詳しい精神科医の岩尾《いわお》俊一郎《しゅんいちろう》に聞くと、こんな答えが返ってきた。

「知的障害者や精神障害者への差別は、近代社会の成立とともに、この150年で急速にでき上がったものです」

少し長くなるが、駆け足でたどってみよう。

明治・大正の精神医療

◆初の公立病院——国際関係で「共生」から「収容」へ

日本の精神医療は仏教寺院から始まったと言われる。

精神疾患を発症すると、「キツネがついた」「神仏の応報」「先祖のたたり」などと言われ、もっぱら滝行や読経、加持祈禱《かじきとう》などが治療とされていた。患者とその家族らは、こうした治療ができる寺院の周辺に保養所などをつくって共同生活を送っていた。

また、岩尾によると、江戸時代までの日本は、精神障害者が集落にいても座敷牢や療養所に収容させることはなく、むしろ、集落の人通りの多い場所に小屋を建て、そこに収容させたという。「狂乱につき、幽閉する」という届けを代官に提出する手続きもあった。精神障害者が出奔すれば、集団責任を問われる可能性があったからだ。

「かつては集落でともに生きる人間として存在していました。それが近代に入ると、経済的合理性が求められ、集団から逸脱する存在とみなされていきます」（岩尾）

日本の精神医療史は、欧米諸国からの批判と国内世論のせめぎ合いを抜きにしては語れない。

1874(明治7)年、明治政府は医制を発布し、翌75(明治8)年には京都・南禅寺の境内に初めての公立精神科病院「京都府立療病院付属癲狂院《てんきょういん》」(現・川越病院)をつくる。狙いは、欧米諸国と交わした不平等条約の改正だ。文明国として列強国と肩を並べるために、

「精神障害者を野放しにしているわけではない」

と訴えていく必要があった。

◆精神病者監護法と精神病院法——国から「家族」「民間病院」へ

1900(明治33)年、精神障害者の家族が地方長官(都道府県知事)の許可を得れば私宅に監置できる「精神病者監護法」が制定される。本章の冒頭で紹介した三田市の監禁事件のように、家族が自宅の檻(昔の呼び名で座敷牢)に閉じ込めておくことが法律で認められた。

きっかけは「相馬《そうま》事件」と呼ばれるお家騒動だ。旧相馬藩(現在の福島県相馬市)最後の藩主・相馬誠胤《ともたね》が精神疾患があるとして自邸の座敷牢に監禁され、これを一部の藩士らが脱走させる。彼らが「お家乗っ取りの陰謀」と親族を訴えるなどした法定闘争は、

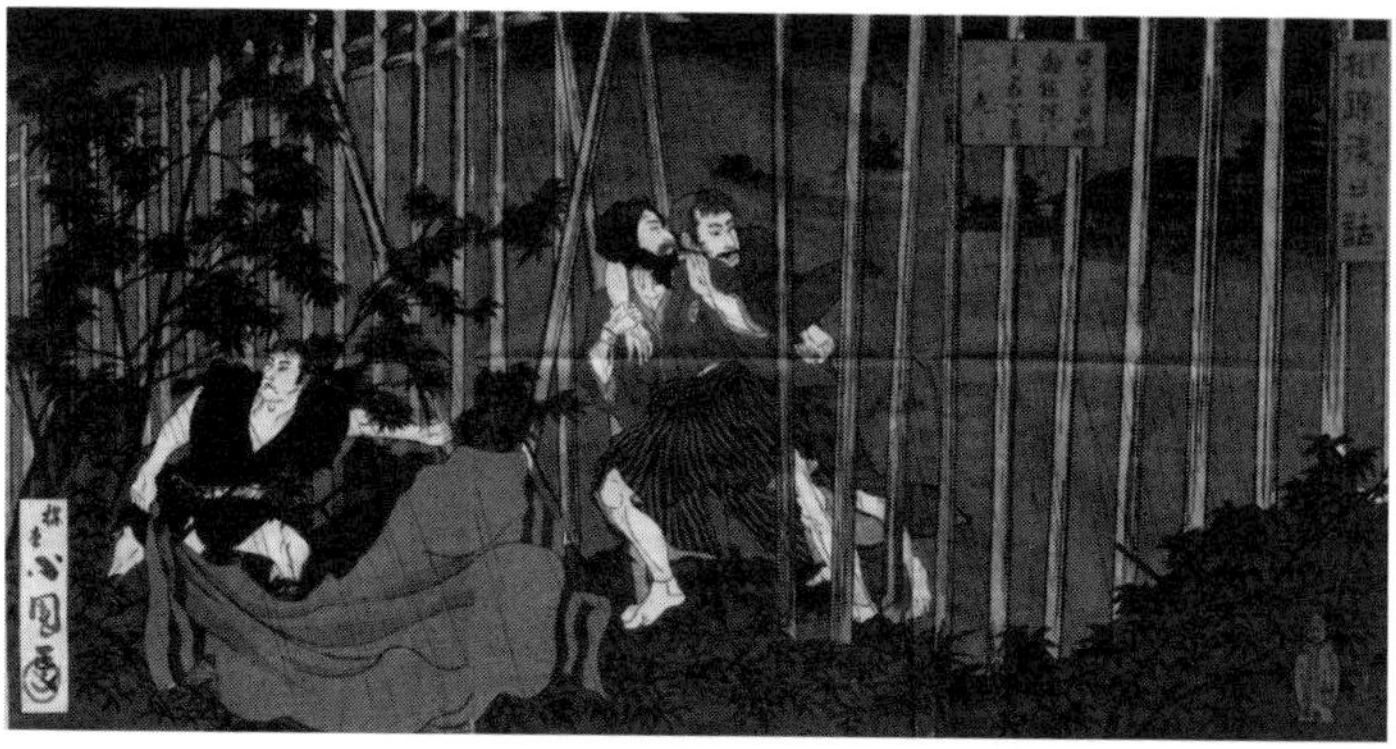

相馬事件の顚末を描いた錦絵「相錦後日話　東京巣鴨癲狂院より主君を負ふて走る」小國政画、福田熊次郎、1892年（福島県立図書館蔵）

当時の新聞が「忠義の行動」とセンセーショナルに取り上げる一方、障害者の処遇を巡って国内外を二分する議論となった。

「この法律によって、精神障害者は精神科病院に入れるか、それとも自宅に閉じ込めるのか、家庭の判断が優先されることになりました。しかし、それは見方を変えれば、家族に負担やしわよせを押しつけることでもあります」（岩尾）

ここでも欧米との関係で政策は揺れる。

当時の先進国では、加害の恐れがあるとされた精神障害者は病院に入院させるのが一般的だったため「日本は精神疾患の患者が無保護の状態にある」との批判を浴びると、政府は慌てて精神科病院の増設を始めるのだ。

19（大正8）年、政府は私宅監置から入院管理への切り替えを図るため、新たに「精神病院法」を制定し、公立精神科病院の設立を促す。ただ、地域の反対もあって思うように進まない。そこで政府が生み出したのが「代用精神病院」という考え方だ。欧米では今も精神医療は主に公立の機関が担っているが、日本では私立に補助金をつけることで精神医療を事実上、民間に担わせることになった。

戦中戦後の精神医療

◆国民優生法――ナチス・ドイツとともに「規格外」を排除

国が障害者への差別を制度として組み込むようになる最大のきっかけは戦争だった。近代の国民国家では精神・知的障害者は戦時下で兵力にならないとして「精神薄弱」「魯《ろ》鈍《どん》」「白痴《はくち》」などと位置づけられ、徴兵制度から除外された。

とくに第二次世界大戦が始まると、ナチス・ドイツが提唱し始めた優生思想を前面に掲げるようになり、1940（昭和15）年、ドイツの遺伝病子孫防止法をモデルに「国民優生法」を制定した。

「悪質なる遺伝性疾患の素質を有する者の増加を防遏《ぼうあつ》するとともに健全なる素質を有す

る者の増加を図りもって国民素質の向上を期する」と、ほぼ強制的に精神障害者らの不妊手術を進める。「お国」のために働けない精神・知的障害者は「役立たずの非国民」と扱われた。

戦後も、復興の労働力として期待できないという理由から、引き続き社会から排除された。国民優生法は「優生保護法」（1948〜96年）と名を変えて引き継がれた。

◆精神衛生法——「入院管理」はライシャワー事件で加速

終戦から5年後の1950（昭和25）年、国は現在の精神保健福祉法につながる「精神衛生法」を施行する。私宅監置はついに全面的に禁止され、その代わりに二つの強制入院制度が盛り込まれた。

一つは、家族の同意があれば入院できる「同意入院」（現在は「医療保護入院」）。もう一つは、本人が自分を傷つけたり、他人に害を及ぼしたり（自傷他害）する恐れがある場合に、家族の同意がなくても行政の権限で入院させることができる「措置入院」だ。

障害者を隔離するために民間の力を頼るという、明治に生まれた「代用精神病院」の考え方はそのまま引き継がれ、民間の精神科病院に補助金を出す動きはいっそう強まることになる。

例えば、57（昭和32）年の「精神科特例」は、医師や看護職の配置基準を他科の病院に比べて大幅に緩和した。60（昭和35）年には医療金融公庫（現在は独立行政法人福祉医療機構）をつくり、民間の精神科病院をつくる際に超低金利で融資が受けられるようにした。それによって精神科病床は、毎年1万〜1万5千床というハイペースで増えていった。

しかし、国が精神障害者の処遇を「入院管理」へ大きく舵《かじ》を切っていく中で、決定的な事件が起きる。

岩尾が日本の精神医療史の転機として挙げる「ライシャワー事件」だ。

東京オリンピックが半年後に迫った64（昭和39）年3月24日、東京のアメリカ大使館前で、エドウィン・ライシャワー米駐日大使が、精神疾患だった当時19歳の少年に脚を刺されて重傷を負ったのだ。日本生まれの親日派として人気を集めた大使だっただけに、世論は大きく動揺した。

「事件は国辱だ」

「日本は文明国のリストから追放されるのでは」

戦後のめざましい復興・発展をアピールする東京五輪を前に、国民は世界からの評価

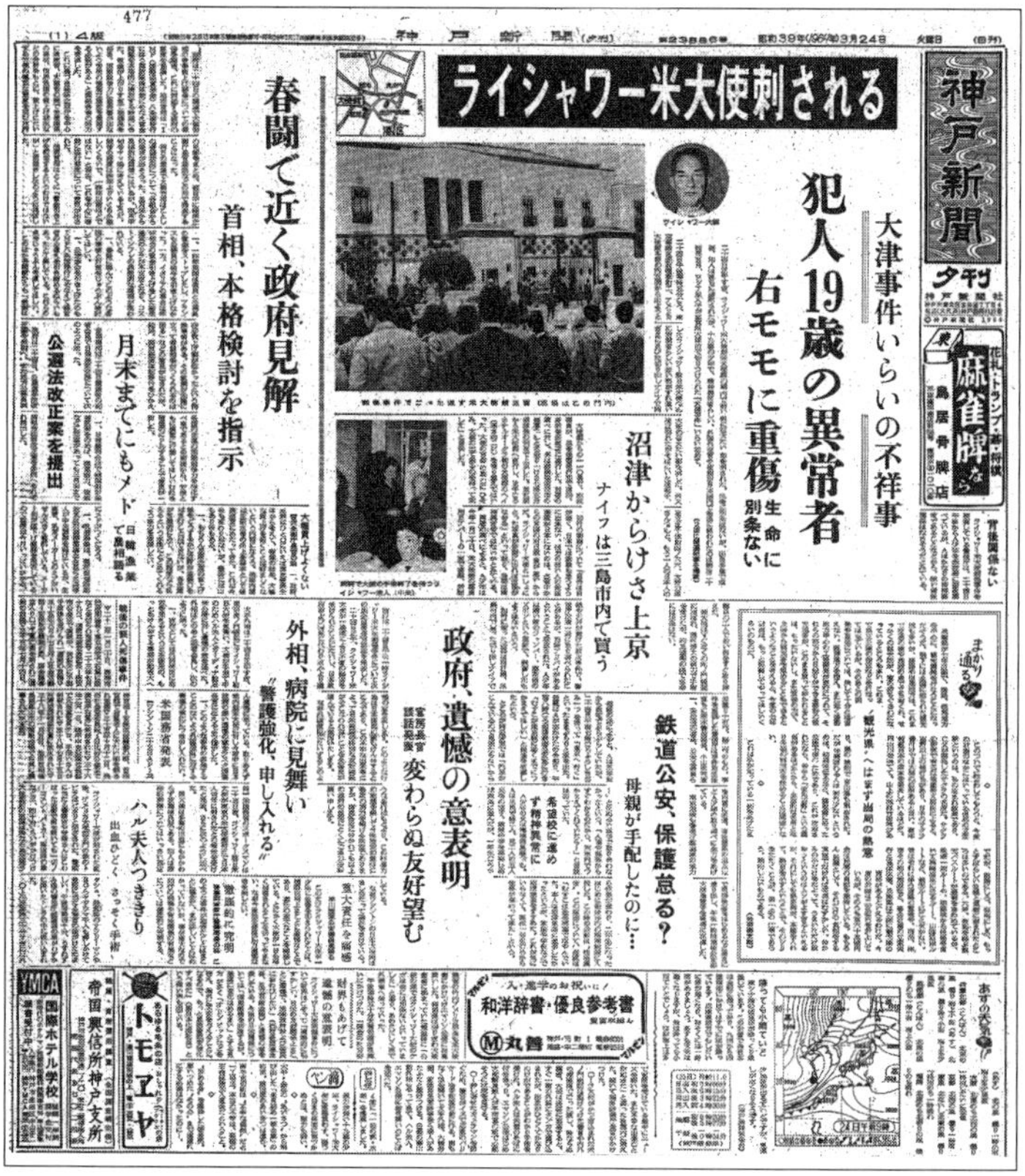

神戸新聞　夕刊　昭和39年(1964年)3月24日

ライシャワー米大使刺される

犯人19歳の異常者

右モモに重傷　生命に別条ない

大津事件いらいの不祥事

沼津からけさ上京

ナイフは三島市内で買う

鉄道公安、保護怠る？

母親が手配したのに…

政府、遺憾の意表明

官房長官談話発表　変わらぬ友好望む

外相、病院に見舞い

"警護強化、申し入れる"

ハル夫人つききり

春闘で近く政府見解

首相、本格検討を指示

月末までにもメド

公選法改正案を提出

ライシャワー事件を報じる記事。1964年3月24日付神戸新聞夕刊より

に気を揉《も》んだ。時の日本政府はすぐさまアメリカに陳謝する。マスコミも「精神病質者」や「変質者」などと差別的な言葉を使って論陣を張った。

事件の翌25日に掲載された朝日新聞の天声人語が当時の世論を物語っている。

「春先になると、精神病者や変質者の犯罪が急にふえる。毎年のことだがこれが恐ろしい。危険人物を野放しにしておかないように、国家もその周囲の人ももっと気を配らねばらない」

事件は強制入院に拍車をかけ、その風潮は「患者狩り」と呼ばれた。

翌65（昭和40）年には精神衛生法が一部改正され、緊急を要する場合には措置入院の手続きを取らなくても医師1人の診療で強制的に入院させられる「緊急措置入院」の制度が創設された。さらに、精神疾患の疑いのある人を見つけた警察官が保健所に通報するよう義務づける制度を強化し、警察官が保護した場合に限らず、職務質問や捜査をしている時も含めて監視の目を強化した。

その結果、次々と患者が民間病院に送り込まれる。

岩尾が悲しげに語った。

「感染症や新型コロナと同じでしょうね。人が恐怖を感じたものを排除するキャンペーンが張られると、全部捨て去って一気呵成《いっきかせい》に進めてしまう。それで当事者たちがどう感じるか、どういうことになるのか。本当は検証しなければいけないものがたくさんあるはずです。人間の特性なのか、日本人の特性なのかわかりませんが、150年かけてつくった隔離収容政策が障害者を不幸にしたことは間違いありません」

約150年前からつながる価値観

ここまで明治期から昭和の高度成長期にいたる変遷を駆け足でたどってみた。簡単におさらいをしたい。

明治・大正期にできた精神病者監護法も、精神病院法も、根本的には精神障害者を「社会の異分子」で野放しにしてはいけない存在と捉えた。戦争に突入する中で、さらに障害者は「劣った存在」として捉えられ、「社会の負担」であるから「隔離」や「排除」をしてもいいとされてきた。つまり、歴史の中で差別感情はゆっくりと確実に醸成されていった。

戦後に制定された「精神衛生法」(現在の「精神保健福祉法」)も、家族依存を脱して病院で処遇することを目指したとはいえ、その実態はやはり「管理」だった。

その根幹となる強制入院制度は、ライシャワー事件を機に「患者狩り」となって加速した。

精神障害者を外の世界に出すな――。事件で剝き出しにされた世論を追い風に、家族や国に代わって管理の役目を引き受けるようになったのが、民間の精神科病院だったと言えるだろう。さかのぼれば、国は明治期から民間に頼り、戦後は限られた医療者と資金で病院を立ち上げられるようにし、危険とみなした人はすぐに入院できるようにして病院経営者たちの背中を押してきた。

その流れを意識してみると、神出病院の虐待事件が発覚した当時のA院長が、患者の家族たちに「行くところがない人を預かっている。ご意見は？」と発言したのは、かつての価値観がそのまま今につながって表出したと言えるかもしれない。

その医療観こそが長年繰り返し起きてきた患者虐待事件の温床になっているのではないか。

次に、神出病院虐待事件に焦点を当てて、過渡期にある平成以降の精神医療界の現状を見てみたい。

事件の原因究明がなかなか進まず、第三者委員会の立ち上げを巡って関係者たちが右往左往していた頃、世間では人々の心に芽生えた二つの疑問が議論を巻き起こしていた。

一つは、「なぜ虐待に気づいた職員が声を上げなかったのか」。

もう一つは「病院は他院に移すべき患者、そもそも入院の必要のない患者を不要に囲い込む経営をしていたのではないか」。

二つの疑問は社会課題を表出させて、厚生労働省の有識者検討会、そして法改正へと展開していく。

虐待に通報義務なし

「アポなしでも飛び込んでいけばよかった。家族とコンタクトをとり、状況を聞けばよかった。そうすれば、ここまでひどい事件は防げたかもしれない」

兵庫県精神医療人権センターの吉田明彦《よしだあきひこ》がマイクをにぎり、後悔を打ち明けた。党派を超えた国会議員たちをはじめ、会場とオンラインの200人超が聞き入る。

神出病院虐待院事件の発覚から1年2カ月が過ぎた2021年5月11日、東京・国会議事堂の横にある衆議院第一議員会館で、全国の障害者団体が「神出病院虐待事件院内集会」を開いた。

吉田は自身も双極性障害（躁《そう》うつ）と診断され、差別や偏見と闘ってきた一人として登壇した。センターは当事者やその家族、医療・福祉の専門職らでつくる市民団体だ。精神科病院の入院患者の人権を守ろうと、面会活動や手紙のやりとりに加え、兵庫県内の病院を巡ってスタッフらと意見を交わす活動を続けている。

しかし、この30年間で訪問活動を受け入れてくれた県内の病院は全体の半数しかない。中でも再三にわたって拒まれていたのが神出病院だった。

強引にでも入っていれば患者を救えたかもしれない……と、やるせなさが募る。その一方で、なかなか改善しない法の不備に憤りが収まらない。

怒りの矛先は「障害者虐待防止法」にある。

この法律は２０１２年に施行され、障害者への虐待を発見した人には通報を義務づけ、通報を受けた自治体などは適切に権限を行使する責務を規定している。

ただし、通報義務はあくまで家庭内や福祉施設内での虐待に限られ、精神科病院をはじめとする医療機関の職員らは対象になっていない。

「現在の精神保健福祉法（旧・精神衛生法）では虐待が発見されず、患者の人権を守れないことが神戸の事件で明らかになった」

集会では、基調報告した杏林《きょうりん》大学の教授長谷川利夫《はせがわとしお》も、参加した国会議員らに改善を強く求めた。

通報義務化の機運は、全国で高まっていった。

相次ぐ精神科病院での虐待事件

吉田が障害者人権運動に積極的に関わるようになったのは、２０１６年に神奈川県相模原市の知的障害者施設で起きた「津久井やまゆり園事件」がきっかけだった。入所していた男女19人が刃物で刺されて死亡し、職員２人を含む26人が重軽傷を負った。殺人などの罪に問われた元職員の植松聖《うえまつさとし》死刑囚は、

「意思疎通のできない障害者は不幸を生む」

と差別発言を繰り返し、死刑が確定した。

吉田はニュースを追いながら、植松死刑囚の言動にばかり社会の注目が集まっていることに愕然《がくぜん》とした。

「こんな大変な事件が起きても、直接の被害を受けた障害者の存在はないに等しい。なぜ当事者が無視されなければならないのか。障害者自身が声を上げなければダメだ」

そう強く思うようになった。

振り返れば、やまゆり園事件以前にも、１９８０年代から日本の精神科病院では陰惨

な患者虐待事件が繰り返されてきた。ひときわ関係者の記憶に残っているのが「東西で起きた」と言われた二つの事件だ。

◆宇都宮病院事件――陰惨な連続リンチ殺人

惨劇は隠され続けていた。１９８３年4月、栃木県宇都宮市の報徳会宇都宮病院で、入院患者の男性が職員の暴行に抵抗し、見せしめのような形で複数の職員から集団暴行を浴びせられる。職員らは、殴る、蹴る、金属パイプで交互に叩く、動けなくなっても背中を踏みつけるなどして患者を死亡させた。さらに同年、病院の実情を知人に漏らしたとして、別の患者にも集団で暴行を加えて死亡させている。いずれも院内でもみ消され、翌84年にマスコミが報じるまで公表されることはなかった。

病院は入院患者を定員超過で詰め込み、人手不足の医療スタッフに代わって入院患者が入院患者に注射や検査などの医療行為をしており、その背景には院長の暴力的な支配構造があったとされた。事件発覚前の3年強の間に計２２２人の入院患者が死亡しており、このうち19人は明らかに「不自然な死亡」であったとされる。

◆大和川病院事件——虐待死で判明した多数の不審死

1993年2月、大阪府柏原《かしわら》市の大和川病院で、入院中の患者が他病院に搬送された後に死亡した。遺体には激しい暴行の痕《あと》があり、大和川病院内で暴行を受けた可能性が浮上すると、患者たちから「刑務所より酷い」との告発が続出した。

これを端緒として、病院が医師や看護師の数を水増しして国に診療報酬約20億円を不正請求していたことが発覚する。大阪地検特捜部がオーナーを詐欺容疑で逮捕し、労働基準法違反などと合わせて起訴すると、入院患者26人の不審死が明らかになった。

こうしてみると、津久井やまゆり園事件は単独犯で少し形態が異なるものの元職員による犯行であり、宇都宮・大和川両院にみられる経営のずさんさや、劣悪な院内環境、そして患者の虐待被害が続出した点も、神出病院の事件と重なっている。

吉田は精神科病院での職員の虐待通報を義務化するよう呼びかけながら、「神出病院の事件は氷山の一角だ。精神医療の閉鎖性やひずみといった構造的な問題にメスを入れないと、第二、第三の神出病院が出てくる」

と訴える。ただ、問題解決が一筋縄ではいかないことも活動を通じて、身をもって知っている。

神出病院での事件の後も虐待事件は続く。3年後の2023年2月には、東京都八王子市の精神科病院、滝山病院で、看護師ら5人が患者を殴るなどしたとして、暴行容疑で逮捕や書類送検をされている。第三者委員会の報告書によると、患者をほぼ裸の状態にさせたり、他の患者から見える状態でおむつ交換をしたりなどと不適切行為が横行していた。

なぜこうした虐待はなくならないのか。

日本と真逆の政策を進めた欧米

精神障害者への虐待を長年研究してきた日本障害者虐待防止研究研修センター代表の宗澤忠雄《むねさわただお》は、虐待事件が起こる病院の共通点に「封建的な体質がある」と指摘する。

「虐待行為をした看護師だけが悪いという焦点の当て方には、実は問題がある。看護師には当然ながらそれなりの専門性があって、虐待が仕事ではないことは初歩的な常識としてあるんですよ。本来、虐待を防止する責任は病院長にあります。でも、今の日本は患者を入院させることで利益が出るシステムになっている。患者の治療よりも金儲けを優先するトップがいる限り、虐待はなくならない。これは明治維新以降、国が精神医療を民間に押しつけ、民間は国に寄生してきたという歴史の延長線上にあるんです」

どういうことか、順を追って説明したい。

これまで見てきたように、戦後に私宅監置が禁止されて入院管理に移行する中（115ページ）、一般科よりも少ない医療者での運営を認める「精神科特例」や強制入院制度の強化によって、民間の精神病院は少ない人件費で、多くの患者を受け入れられる特権を手に入れた。国は「患者狩り」の世論に応えてきたという一面もある。

しかし、1984年に発覚した宇都宮病院事件は、政策のひずみを明るみに出した。患者は慢性的な医療者不足の中で、数十年も鍵のかけられた室内で暮らし、殺人事件さえも闇に葬られていた。日本の隔離収容政策は、患者の人権を大きく侵害しているとして諸外国から批判を浴びる。

一方、欧米では、第二次世界大戦後、隔離収容政策とは真逆の方向に進んでいた。先陣を切ったイギリスでは、大戦中にロンドンがドイツ軍の空襲に遭った際、国が精神科病院の患者を街に解き放って避難させた。多くがそのまま逃亡するかと思われたが大半が戻ってきたことで、鍵のかかった部屋に患者を閉じ込める隔離収容への疑問が広がり、患者を病院から地域に移しても、ほとんど問題を起こさないことが理解されていく。そうすると、各地にケア施設がつくられ、病院の病床数が大きく削減されていく。隣のフランスでもこうした理解が進み、従来の抑圧的な治療から地域移行へと舵が切られた。

さらに先進的だったのはイタリアだ。精神科医フランコ・バザーリアが、院長を務めていた精神科病院で病棟を全面開放し、さらに病院そのものの解体を目指した。病院スタッフにも街で患者のケアに当たらせ、移行できない患者は「オスピア（お客さん）」とすることで近代的な寮に住まわせた。

日本で宇都宮事件が発覚する6年前の78年、バザーリアの改革はイタリア全土へと波及し、国を挙げて精神科病院の廃絶が実現した。その改革はスペイン、カナダ、アメリカへと広がっていった。

地域移行への模索

再び話を日本国内に戻すと、宇都宮病院事件が発覚した1984年、日本政府が入院患者に対し劣悪な環境での隔離を認めてきたとして、国連人権小委員会で「国際法上の問題」と非難されることになる。これを受けて翌85年、国際法律家委員会（ＩＣＪ）が、日本の精神科医療の実態調査に乗り出す事態にまで発展した。

　こうした経緯もあり、日本も徐々にだが、隔離収容から地域移行へと方針転換を図ることになる。

　神出病院の事件に関連する部分に絞って、現在までの流れを簡単に記しておこう。

◆精神保健法――人権配慮と任意入院制度創設

　宇都宮病院事件発覚から3年がたった1987年、精神衛生法を改正し「精神保健法」が公布された。障害者への人権配慮と社会復帰をうたったほか、本人の同意に基づく入院が明確化されて任意入院制度を創設した。また、家族の同意があれば患者を強制的に入院させられる「同意入院」の呼称が、本人が同意した入院と誤解されかねないとして、「医療及び保護のため」にちなんで「医療保護入院」と改められた。

　その後の93年の改正では、社会復帰に向けてグループホーム（精神障害者地域生活援助事業）が法定化され、精神障害者社会復帰促進センターが創設された。

◆障害者基本法――法的に「障害者」と位置づけ

1993年に「障害者基本法」が成立し、精神障害者も「障害者」として初めて法的に位置づけられ、精神疾患に対する福祉が法的に明示された。

◆精神保健福祉法――社会復帰に道筋

1995年、障害者基本法の成立を受けて精神保健法を大幅に改正し「精神保健福祉法」とした。精神障害者保健福祉手帳制度が創設され、社会復帰施設の4類型（精神障害者生活訓練施設、精神障害者授産施設、精神障害者福祉ホーム、精神障害者福祉工場）が定まった。また、社会適応訓練事業が法定化され、地域福祉の充実に市町村の役割が明記された。

◆精神保健医療福祉の改革ビジョン――地域移行を宣言

2004年、国は「精神保健医療福祉の改革ビジョン」を提示し「入院医療中心から地域生活中心へ」という基本方針を打ち出した。以後10年間で精神病床を7万床減らすよう促すことも盛り込む。

◆障害者自立支援法――自立生活を支援

2005年、精神障害を含めた障害者の自立生活の支援を市町村が中心となって行い、それに対して都道府県と国が援助していくことになった。また、患者の所得などによっては通院治療費の自己負担分を公費でまかなっていた「通院医療費公費負担制度」が廃止され、応分の負担があることが自立意識の助長につながるという観点から、かかった医療費に応じた「応益負担」に変更された。

12年には「障害者総合支援法」となり、障害者の地域生活や就労など総合的な支援を強めることを掲げた。

民間依存の弊害とジレンマ

以上のように国の制度改正を見る限りは、着々と精神障害者を社会全体で支援する方向に整備されつつある。

しかし、神出病院の事件で浮き彫りにされたのは、60年前の患者狩り時代と変わらず、異常と言われるほど長期にわたって入院患者を囲い込んでいた実態だった。神出病院は

精神病床における在院期間別入院患者数

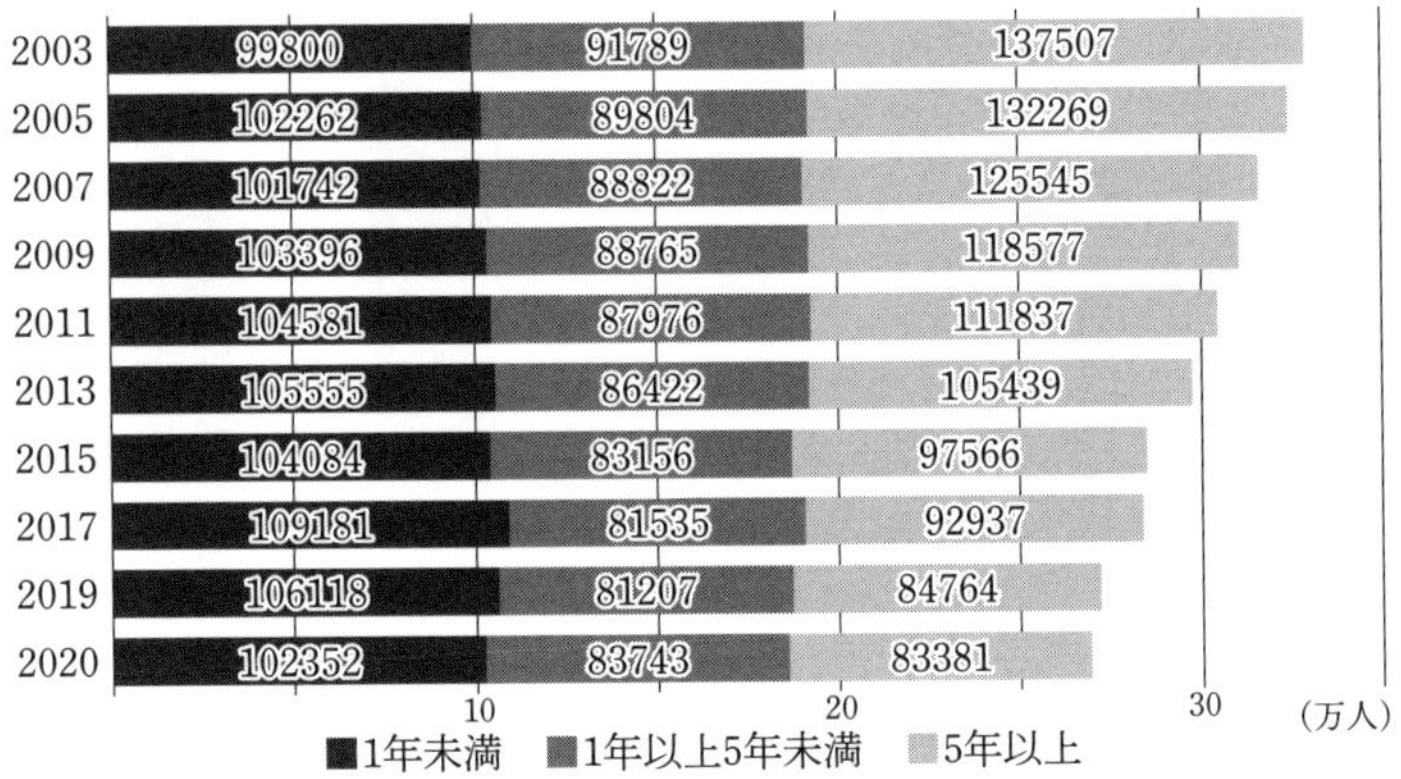

「平成５～令和２年度精神保健福祉資料」より作成。各年６月30日時点の入院患者数。２００３～１９年までは2年ごとの数値

病床を埋めておくために不要に退院を抑制するなどし、治療よりも利益を優先していたと第三者委員会は指摘した。

前出の日本障害者虐待防止研究研修センター代表の宗澤が、その要因についてこう語る。

「日本の精神医療は（欧米に比べ）まだ半世紀以上遅れています。民間病院の多くは１９６０年代の患者狩りの時代に大量につくられ、今の日本の制度も結局は、経営者たちの視点で守られているんです」

厚生労働省によると、精神科病院の入院患者は２００３年の32・9万人から、20年に26・9万人に減っている（上表）。ただ、入院期間を見ると長期入院にあたる「1年以上」は6割強（約17万人）、「5年以上」は３割強（約８万人）となっている。平均在院日数は日本を除くＯＥＣＤ（経済協力開発機構）加盟国の平均が32日なのに対し、日本は２７７日と突出している（※）。

さらに、入院患者のおよそ半数となる約13万人が、家族の同意があれば強制的に入院させられる「医療保護入院」だ。宇都宮病院事件を機に、強制入院制度は、国際的に「人権侵害」と批判され続けている。

ここまでたどってきた精神医療史に見るように、日本の精神医療は民間病院に依存してきたことが大きな特徴だ。国内の約８割の病院、そして病床数の９割を民間が所有している。

「病床を埋めれば埋めるほど儲かるという構造を、法律や制度が認めてしまっている。そうではなく、障害者を地域に移行させる必要性は国もわかっているのに、民間病院の力が大きく、簡単に政策を転換できません。それどころか経営者次第では、いくらでも甘い汁を吸えるという状況は変わっていないんです」

宗澤によると、精神医療界では今も「お布施」という業界の慣習が残っている病院があるという。

盆暮れになると、診察室には患者の家族から大量の贈り物が積み上げられる。１回の

※精神病床数の基準が各国で異なるため、「日本は諸外国と同等」との意見もある。

「お布施」が数百万円になるケースもあり「絶対に退院させないでほしい」とのメッセージが込められている。社会の偏見を気にして「身内に精神障害者がいることを知られたくない」という人はいまだ少なくない。障害者が病院を出たとしても、多くの地域ではまだ福祉施設も足りていない。受け皿がなければ、家族にケアが押しつけられかねない。家族が背負うしかなくなれば、三田市のような監禁事件（107ページ）が再び起きかねない。

結局のところ……と、宗澤は悩まし気に話した。

「障害者が安心して自立して暮らしていくためには、家族か病院かの二択では限界があるんです。夫が働き、妻が家を守るという家族のあり方も今は変容している。多様なケアができる、新しい形を模索するしかありません。でも、まだそれは途上なのです」

厚労省vs.日精協

神出病院虐待事件を巡って表出した「虐待の通報義務化」と「強制入院のあり方」はどう変わるのか。厚生労働省は有識者検討会を立ち上げてテーマに掲げながら、その議論は思いがけない方向に展開していく。

事件発覚から2年が過ぎた2022年3月16日、厚労省は歴史的な改革案を示す。前年の10月からスタートさせた検討会（「地域で安心して暮らせる精神保健医療福祉体制の実現に向けた検討会」）の第7回会合でのことだった。

家族の同意があれば入院させられる「医療保護入院」について、制度の将来的な廃止も視野に入れ、縮小させる方向で検討に入ったのだ。検討会でのやりとりを踏まえ、早ければ年内にも法律の改正案を国会へ提出するとした。

医療保護入院制度の廃止方針は、1950（昭和25）年に私宅監置を禁じて患者の強制入院を認めて以来、初めてとなる。

道筋としては、患者が自宅にいながら治療や診察を受けられる「訪問診療」などを強化することで、入院前に重症化するのを防ぎ、入院したとしても適切な時期に退院を促せるようにする。神出病院の事件のように不要な長期入院が見過ごされないよう、患者の容態が本当に入院の要件を満たすかどうか、半年ごとの確認を義務づけられないかという議論も進んでいた。

検討会では、これに基づいて、

「制度については、基本的には将来的な廃止も視野に、縮小に向け検討」

との文言が会議資料に盛り込まれた。

さらに精神科病院での虐待通報義務化についても「虐待が起きないための組織風土を構築・徹底できるよう、通報義務及び通報者保護を法律上設ける」とする検討案を打ち出した。

ともに、出席した委員たちから大きな異論は出なかった。

ところが、半月後の3月31日の第8回会合になって、委員の一人が「(会員の病院から)非常にお叱りを受けた」と話し、反対姿勢に転じた。

委員は、日本精神科病院協会の常務理事だった。協会は略して通称「日精協」。全国約1200の民間精神科病院で構成され、政策決定に強い影響力を持つ。つけ加えれば、自民党の強力な支持団体でもある。

この委員は周囲を説き伏せるように、

「医療保護入院を廃止することになると、われわれの治療の一つの手段を放棄する、手放すことになってしまいます。(略)なぜ無理やり嫌がっている人を入院させるんだと言えば、治療をするためです。そのところをわれわれは放棄するわけにはいきません」

と強い口調で説明した。

通報義務化についても、通報よりも院内で職員たちが互いに報告し合う場を設けたり、

虐待防止マニュアルをつくったりするほうが優先事項であるとし、

「間接的防止措置のほうが実効性があると考えておりますので、通報義務を課す、課さないといった、いわゆる象徴化した議論ではなくて、実質的な議論をお願いしたいと思います」

と異議を唱える。日精協として二つの議論の流れを一気に止めにかかったのだった。

続く4月15日の第9回会合。

厚労省は「制度については、基本的には将来的な廃止も視野に縮小」としていた文言を、「将来的な継続を前提とせず、縮減」と修正した。

ただ、日精協はこの文言にも反対する。

「ドン」の本音

月をまたいだ5月9日、第10回会合が始まる。その1週間前の2日には、神出病院虐待事件を巡って第三者委員会が報告書を公表したばかりだ。

会場は、息が詰まるような緊張感に包まれていた。

日精協会長の山崎《やまざき》 學《まなぶ》が参考人として出席したのだ。会長職を7期14年にわたって務める山崎は、元首相の安倍晋三ともゴルフ仲間で交友が深く、精神医療界の「ドン」と呼ばれる存在である。

検討会が5月中にも報告書をまとめようとする最終盤にあって、厚労省は本人に押し切られ、異例の参考人出席が実現した。

「……議論をけん制する意図があるのではないか」

「……政治力をもって圧力をかけてくるのではないか」

厚労省の内部や他の委員らに困惑が広がる。

出席した委員6人、オンライン参加の17人が視線を注ぐ中、山崎は冒頭から語り始める。父親が精神科医だったことで小学校時代にいじめの対象になったという自身の体験から始まり、パワーポイント(※)を駆使して日本の精神医療史をたどり、会場はさながら独演会の様相を帯びた。

論点の一つは、これまでの政策への批判だった。

ライシャワー事件から4年後の1968年、WHO（世界保健機構）から派遣されたD・クラーク博士は、日本が患者の長期収容を進める限り、高齢化に伴って将来は病床が増え続け、パンク状態になりかねないとして、地域医療を中心とした政策に切り替えるべきだと勧告していた。しかし、当時の日本は応じず、むしろ民間病院を支援して増

※参考：検討会における、山崎學会長のプレゼンテーション資料「精神科医療について」https://www.mhlw.go.jp/content/12200000/000936172.pdf（厚生労働省　第10回「地域で安心して暮らせる精神保健医療福祉体制の実現に向けた検討会」配付資料より

やす方向に突き進んでいく。

36年後の2004年に国はようやく地域移行へ舵を切るが、その中で7万床を減らす方針を示す。それについて山崎は棘を含んだ口ぶりで、

「7万床も多くつくらせたのならば、7万床をつくる前にきちんと言えば済んだ話だと思います。（略）つくっていいよと言ってつくらせておいて、実は7万床も多くつくってしまったのだよねという話はないと思います」

と突っついた。さらにクラーク勧告以降にどれだけ病床が増えているかをパワーポイントで図示して続ける。

「患者さんを精神科病院が囲い込むと言って非難するならば、地域に皆さんでグループホームをつくってください。精神障害者の皆さんが入れる施設をつくってくれれば、帰せる患者さんは帰します。（略）自分たちは何もやらないで人のすることに揚げ足ばかり取るというのが、この国の一つの体質なのかなと思います」

会場は静まり返っていた。

山崎は話し続ける。身体障害者に比べて精神障害者の雇用率は低く、国税庁や農林水産省といった国の機関でも身体障害者100に対し精神障害者は11にとどまっているとし「障害者の雇用は国も差別しているのです」とぶつける。社会保障についても「生活

保護の半分ぐらいのお金しか障害者の年金は払わないで、どうして精神障害の患者さんが地域で安心して暮らせる生活が保障されるのですか」と投げかける。

そして患者の症状が深刻化して暴言や暴力、不眠、放尿など、自身も周囲も巻き込んで家族ぐるみで疲弊するような急性期の対応はどうするのかと問いかけながら、厚労省が示した医療保護入院の廃止方針に激しく抗議した。

「制度を廃止してしまったら、精神科の医療は完全に壊れます。急性期の精神科の医療は完全に壊れます。これは忠告しておきますが、本当に精神科の救急は大混乱しますよ。そういう状態にあるというのをきちんと認識してほしいと思います」

そのうえで、制度について議論するのなら、まずは欧米に比べて低い医療費の改善を問題にすべきだとして、最後にこう締めくくった。

「欧米のように、精神科医療は政策医療と位置づけて、民間病院は全て買い上げて国営化したらどうですか、全て国営化してごらんなさいよ。今の精神科医療費の3倍、4倍の精神科医療費を使って国営化しても、今の（民間病院の）サービスはできませんよ。私は会長としてそう考えます」

神出病院の事件で何か変わったのか

医療保護入院を巡って、厚労省は実質的に山崎の圧力に屈した。

5月30日の第12回会合。

当初「制度については、基本的には将来的な廃止も視野に縮小」とした文言は「将来的な継続を前提とせず、縮減」とされていたが、さらに後退して報告書では「縮減」という言葉も消え、

「将来的な見直しについて検討」

と、表現は弱められた。

報告書はこの日のうちにまとめられる予定だったが、厚労省の担当幹部が「山崎氏にお伺いを立てるため」（関係者）に10日ほど結論を持ち越した。だが、最後まで山崎は首を縦に振らなかったという。

山崎は虐待通報の義務化についても難色を示し、報告書は「通報義務」の文言を削除したうえで、

「虐待の早期発見、再発防止に資する制度化に向けた検討を行うべきだ」

とあいまいな表現となる。

――自民党の支持母体である日精協の山崎氏への忖度《そんたく》があったのではないか。

そんな疑惑が広がる中、障害者団体からは厚労省の一貫性のない姿勢に批判が相次いだ。

隔離収容から地域支援に移行させたい厚労省に対し、まだ入院患者を地域に帰せる環境は整っていないとして抵抗する日精協。いずれにしても日本の精神医療の現状は国際基準に照らし合わせれば、今も低いと言わざるを得ない。

報告書がまとまった日（6月9日）から2カ月後の8月には、国連の「障害者の権利に関する委員会（障害者権利委員会）」による審査が待ち受けていた。世界中の障害者たちが「私たちのことを私たち抜きに決めないで」と声を上げて2006年に交わされた「障害者権利条約」に日本も2014年に批准しており、審査はその後の取り組みが初めて問われることになる。

その結論は日本にとって痛烈なものだった。強制入院は自由を剝奪して障害者を差別する制度だとして、早急に地域移行への法的な枠組みをつくるよう勧告される。法的拘束力はないが、従わない場合は国際的な批判にさらされることになる。

さて、有識者検討会で議論された二つのテーマがどうなったかを見てみよう。

有識者検討会の報告書に基づいて22年12月、厚労省が国会に提出した「改正精神保健福祉法」が成立した。障害者の一人暮らしや難病患者の治療を後押しし、本人の希望に沿った就労支援をできるようにするのが主な改正点だ。

まず医療保護入院については、報告書で廃止の指針は打ち出せなかったとはいえ、入院期間は6カ月を上限として定期的に入院要件を確認しなければならなくなった。神出病院虐待事件で問題化した「不必要な長期入院」には、一定の歯止めをかける一手にはなったと言える。

通報義務化はどうか。こちらも報告書の文言からは削除されたものの、結果的に精神保健福祉法の改正法案に盛り込まれ、国会審議の末に認められた。24年4月から施行された。

ここまで精神医療の150年を振り返ってきた。日本では、精神障害者の家族の苦悩と、隔離を求める世論を背景に、民間病院が利益重視に走る土壌を社会がつくり出してしまった。これに対し、患者の人権を守るために宇都宮病院事件以降の40年間で政策転換を試みる中で、神出病院虐待事件は起きたのである。

法律や制度は関係者の利害や思惑がぶつかりながら変わっていく。しかし、大きな事件で世論が揺れたり、国際批判にさらされたりしなければ変われないのだろうか。人々の意識も変わっていないのだろうか。

改正法が成立後、日精協の会長である山崎は、東京新聞のインタビューに応じ、地域移行を目指すべきではないかと問う記者に、氏一流の物言いで語った。

「変わんねえよ！　医者になって60年、社会は何も変わんねえんだよ。みんな精神障害者に偏見もって、しょせんキチガイだって思ってんだよ、内心は」

第4章

〝普通の人〟が虐待加害者になる時

企業ぐるみ・業界ぐるみの不正行為

2023年5月。神出病院虐待事件が発覚して3年と2カ月が過ぎ、第三者委員会が報告書を公表して丸1年がたった。

事件発覚と時期を同じくして猛威を振るうようになった新型コロナウイルスは、感染法上の分類がようやく季節性インフルエンザと同じ「5類」に引き下げられ、3年余り続いた自粛生活は終わりを告げた。人々の生活は日常を取り戻し始めていた。

その間、神戸新聞でも何度かの人事異動があり、第三者委員会の動向を追っていた県警キャップの前川茂之《まえかわしげゆき》は遊軍記者へと担当替えになり、発生当初から神戸市や病院、精神障害者団体に取材を続けていた若手記者の小谷は兵庫県西部の支局へと異動した。

事件を巡る警察、行政の動きはほぼなくなっていた。しかし、前川と小谷の心の引っかかりはずっと消えないでいた。どんな取材をしても、どんな本を読んでも、何かがあの事件とつながっている気がした。

この年の3月、ジャニーズ事務所（当時）創業者のジャニー喜多川《きたがわ》元社長（19年死去）

の性加害問題が取りざたされ、元ジャニーズＪｒ．の男性がマスコミに実名と顔を出して被害を告発する記者会見を開いた。すると、被害者が続々と名乗りを上げ、長期にわたる大規模な性虐待事件の実態が明らかになった。

この問題は、それまで一部週刊誌が報じていたものの、国内のテレビ局や新聞などのメディアは沈黙を貫いていた。１９９９年には同事務所が週刊誌を名誉毀損《めいよきそん》で訴え、裁判所が喜多川のセクハラ行為を認定したのにもかかわらず、この確定判決を報じたメディアはごくわずかだった。その結果、性加害に歯止めがかかることはなく、多くの少年たちが被害に遭い続けていた。

業界内では公然の秘密だった。そこに風穴を開けたのはやはり外部の力で、海外のメディアが特集記事を組んで大きく取り上げたことで蓋《ふた》が開いたのだった。

業界に君臨する絶対的な権力者と、長年繰り返される虐待被害。そして被害を見て見ぬ振りをする周辺関係者。その構造は神出病院の事件とも酷似している。

同じ23年の7月には、中古車販売大手のビッグモーター（東京都）が自動車保険の保険金請求を巡って、修理代を水増しして不正請求していた事件が発覚した。

全国の店舗で不必要な部品交換をしたり、塗装の品質を実際より高く偽ったりする悪質な手口が横行しており、ゴルフボールを靴下に入れて修理車両を叩く映像がネットでも拡散された。

外部の弁護士による調査報告書は、現場の職員から、「ノルマを達成できない場合、降格や左遷をされる」との証言があったと明かし、不正の背景として、現場に過大なノルマが押しつけられ、上司の裁量で降格処分にされるなど、不適切な組織運営があったことを指摘した。報告書は「コンプライアンス（法令順守）意識の鈍麻」や「経営陣に忖度するいびつな企業風土」と厳しく企業体質を批判している。

この問題はビッグモーターだけにとどまらず、取引先の損害保険各社も早くから把握していたことが判明し、大手損保会社の社長が引責辞任したり、金融庁が各社を処分したりする事態に発展した。顧客の利益よりも自社の利益を優先する。保険業界全体が目の前の犯罪行為に目をつぶっていた。

これも経営——利益——を優先するあまり、上から下へと組織のモラルが崩れていった神出病院の事件と類似性が認められる。企業ぐるみ、業界ぐるみの不正行為が日本社会で次々と発覚している。すべてが、どこかで神出病院の事件とつながっている気がした。

事件を起こしたのは「特別な人間」ではない

虐待や不正請求など一連の事件の行為は誰が見ても許されない犯罪だ。どんな理由があっても擁護はできない。それなのに、一つの組織の中に居続けると、その感覚は麻痺《まひ》して、人は平然と不正に手を染めてしまう。

もし同じ状況下に自分がいたとしたら、自分だけは関わらなかったと断言できるのか。組織や絶対的な権力者に対し「おかしい」と声を上げられるのだろうか……。

小谷も前川も、自問せずにはいられなかった。

自分の信条や考えと違っても、組織や上司の論理に妥協することはままある。不満があっても、決定にあらがうことはせず、せいぜい同僚や家族に愚痴をこぼすのが関の山だ。一方で、私たち記者は、ひとたび他の組織で不正や不祥事が起こると糾弾する記事を書く。粗《あら》さがしをしていく。その組織にいれば自分だってどうしたかわからないと感じているのに、自己矛盾している気さえしていた。

「どうしてこんなことをしてしまったのかわからない」

ふと、神出病院の事件で逮捕された元看護師らが裁判所の証言台で、そう言ってうつむく姿がよみがえった。

彼らはいずれも同じような内容を口にした。おぞましい虐待を続けた異常な、特殊な人……そんな先入観を持って遠目に見た彼らは、拍子抜けするほど「普通」だった。

私たちと同じように流されやすく、弱い人間だった。むしろ人を救いたいという高邁《こうまい》な志を持って看護師になったはずだった。しかし、一つの組織に長年身を置いているうちに、いつのまにか虐待という正反対の行為を「面白い」と感じてしまうようになった。

神奈川県相模原市の津久井やまゆり園事件の植松死刑囚もそうだったという。働き始めた頃は、友人に仕事のやりがいを語り、「障害者はかわいい」と笑顔を見せていた。ところが、職場には、障害者に暴言を吐いたり、小突いたりする先輩職員がいた。植松死刑囚が抗議すると、その先輩職員は、

「お前も2、3年たてばわかるよ」

と言い放ったという。

その経緯は、神出病院の事件とも重なった。

神出病院の事件の公判によると、発覚の端緒となるわいせつ事件で逮捕された看護助

手で当時27歳だった田村悠介（仮名）も、病院に就職した当初は希望に満ちていた。働き始めて2年が過ぎた頃、別の病棟から事件の舞台となるB4病棟に異動となった。「乱暴なところだな」というのが、この病棟の第一印象だった。看護師が患者を怒鳴ったり、襟元をつかんで引っ張ったりしているのを目撃した。

それから1カ月後、衝撃的な場面に出くわす。車いすの患者の食事介助をしていた先輩看護師が患者からマスクを引っ張られたことにいら立ち、車いすごと患者を後ろに引き倒して放置した。

「こんなことが許されるのか……」。田村は別の看護師に訴えると、先輩の看護師は「まあ、なあ」とあいまいな返答でかわすだけだった。

さらに1年後、再び先輩看護師が車いすをひっくり返す虐待現場を見たことで、田村の意識や態度も変わっていった。

「患者が言うことを聞いてくれず、イライラして虐待をするようになった」

田村と一緒に逮捕された元看護師で当時33歳だった剛田壮志（仮名）も同じだった。

もともとは訪問介護の会社で働いていた。仕事のストレスで便が出なくなった時、職場にいた看護師が治療で「摘便」をしてくれた。肛門から指を入れ、手で便をかき出す。

嫌な顔一つしない献身的なふるまいに感動し、自分も人を助ける仕事をしようと決めた。慣れない仕事でミスをすることもあった剛田にとって、田村たちは職場でよくフォローをしてくれる仲間だった。

「やっちゃダメなことというのはわかっていたのに、患者の反応が面白いと思ってしまった。なぜこんなことをしてしまったのか。もう看護師の仕事をしたいとは思わない」

裁判でそう反省の弁を述べ、医療の分野から離れる意向を口にした。

組織における虐待の五つのトリガー

所属する組織によって、人の思考や心理はこんなにもたやすく変容してしまう。では、そんな強力な影響力を持った「組織」とは何だろう。組織や集団は人の心にどのように作用しているのか。

神出病院の事件発覚から病院組織が変わっていく過程を継続的に取材し続けてきたこともあって、事件発覚に至るまでに何があったのか、内情を証言してくれる内部の職員が増えていた。

取材に応じてくれた職員たちは、逮捕された同僚たちのことを話す時、こう口をそろえて言った。

もし彼らが一人だったら、患者の虐待行為に走らなかったのではないか……と。

それならば、虐待事件のトリガー（引き金）となった条件は何だったと考えられるのか。それを知るには、学問的なアプローチが欠かせない。

社会心理学の専門家で、犯罪心理に精通している新潟青陵《せいりょう》大学（新潟市）教授の碓井《うすい》真史《まふみ》に聞いた。

「集団になると、個人である時には見られなかった心の動きや行動が生まれるという研究があります」

碓井はそう言って、集団において虐待が起きる五つの心理的要因を挙げた。

①　匿名性

②　組織性

③　リスキーシフト

④　服従欲求

⑤　原因帰属理論

順番に見ながら、職員たちの証言を交えて事件への見方を深めたい。

①匿名性——私がいなくなる

「集団になることで、まず一人ひとりの『匿名性』が高まります。一人でいる時の自己認識も一人の『私』ですが、大勢が集まると『大勢の中の一人』になってしまう。『私』であるという感覚が薄れてきます」（碓井）

それは例えば、こういうことだ。「私」という一人が、柱にくくりつけられている誰かに石を投げつけて大けがをさせたとする。すると、大けがをさせた私一人が罪に問われることになる。物を壊したり、人を侮辱したりしても同じだ。私が傷害罪や器物損壊罪、侮辱罪に問われてしまう。

だが「私」を含めた群衆が一斉に石を投げたとすると、途端に立件される可能性は低くなる。現場に防犯カメラが備えつけてあったり、誰かがスマホで映像を撮ったりしていない限り、誰の投げた石が当たったのか特定するのは難しい。同様に、群衆が誰かに向けて「バカヤロー」などと罵詈雑言《ばりぞうごん》を吐いたとしても、誰が言ったかわからなければ罪には問えない。

「人間は匿名性が高まると、悪いことをしてしまうようになる生き物なのです。自分の顔や名前が見えませんよという状況下になると、ルール違反がたやすくなります」（碓井）

それは感覚として理解しやすい。1980年代のお笑いコンビ「ツービート」が漫才で披露したネタから生まれた「赤信号、みんなで渡れば怖くない」は、この集団心理を言い表している。

家庭内の子どもへの虐待事件なら、高い割合で親が加害者だと特定できる。ところが、病院のように一人の患者に大勢のスタッフが関わる場所で虐待が起きたとしたら、冒頭で示した投石の例のように、いったい誰が本当の加害者なのか、その特定は難しくなる。

では、神出病院ではどうだったか。象徴的だったのは、職員たちは事件発覚前まで、誰も名札をつけずに仕事をしていたという点だ。その理由を問うと、

「入院患者はほとんど固定しているし、患者も（職員のことを）みんな知っているから、いまさら感があった」

と答えが返ってきた。

名前を名乗ることは責任を伴うことでもある。「大勢の中の一人」であり続ければ、背負わなければならない責任や罪の意識はより薄まる。

精神科病院のように、被害者が抵抗できなかったり、声を上げづらかったりする場合はなおさらだ。そこには集団化によって生じる「個性の喪失に伴う匿名性」に加えて、向き合う相手によって集団の動きがブラックボックス化されて社会から見えなくなってしまうという「外部からの匿名性」も加えられることになる。

「大勢の中の一人」は、さらに「社会から見えにくい一人」になり、加害行為へのハードルは下がっていく。

「人間が他人に対して何らかの行動をしたいと考えた時、ターゲットになる人がいて、しかも、その行為が許される環境であれば、その行為をしてしまう傾向があります」（碓井）

仮に、イライラして衝動的に「人を殴りたい」と思ったとする。しかし、ターゲットとなる相手がいなければ、それは実行できない。相手がいたとしても突然殴りかかると、殴り返されるかもしれないと考えると実行できない。

精神科病院では患者自身が被害を訴えられなかったり、被害を訴えても証言能力を疑問視されて相手にされなかったりするケースが大半だ。患者が施設から逃げ出そうとしても、重度の疾患となれば代わりの受け入れ先はすぐには見つからない。だから肉親が被害に遭っても、退院されると困る家族にとっては口をつぐむしかなくなる。

神出病院の虐待事件で被害に遭っていたのは、長期にわたって入院している閉鎖病棟の患者たちだった。ほとんど家族と会っていなかったり、身寄りがなかったりする人ばかり。患者がどう扱われているかを知る外部の人は少なく、加害者たちのもとにクレームが舞い込んでくる危険性はほとんどなかった。

まさに内外の匿名性が高く、虐待の起きやすい環境要因に対策を打たないままに起きたと言える。

同様に「外部からの匿名性」で虐待事件が目立つのが、子どもの保育施設だという。共通点としては関係者以外が立ち入ることが少ない。閉鎖性が高く、外部の目が届きにくい。そして、いずれも被害者の証言能力が低い。

兵庫県内では神出病院の事件を巡って、２０１７年に姫路市で発覚した事件を思い出したという人がたくさんいた。「わんずまざー」という私立認定こども園で、園児たちにほとんど給食が与えられていなかったことが関係者の情報提供により判明した。

記者たちにとっても、あまりにみすぼらしい食事の実態が撮られた告発写真は驚愕《きょうがく》だった。食事は、白飯の上に和え物と炒り卵をのせただけ。40人分ほどの給食を約70人で分けていたことから、おかずはスプーン1杯分しか盛られていなかった。別の日の食事は、小さな魚の切り身が二かけらほど。残った給食を冷凍し、後日園児に提供することもあった。

施設では定員を上回る子どもを引き受けながら、保育士の数は実際よりも水増しして姫路市に報告しており、補助金の不正受給も繰り返していた。主導した園長は後に逮捕されて実刑判決を受けた。

保育士たちは事件発覚前に「小さい子にもう少し魚を食べさせたい」と訴えたが、園長は聞く耳を持たず、あけすけにこう指示していたという。

「ちっちゃい子は喋《しゃべ》らんから。大きい子にはあげてね」

当時、園にいた6人の保育士は事件後の説明会で保護者らから厳しく糾弾され、涙をこぼして謝罪した。

「園長に言っても却下された」

「過酷な勤務で心身はぼろぼろです」

ここでも、やみくもに利潤を追求するトップのために現場の人間が虐《しいた》げられ、最も弱い立場の利用者にしわ寄せが行く。園長を安心させていたのは神出病院の職員と同じく、園内の出来事は誰にもバレないという妄信だったかもしれない。

②組織性——仲間外れになりたくない

「組織の中で生きていると、その組織の文化や考え方が『普通』だと思ってしまいます。考え方が順応されていく。カルト宗教に悪用されると、それは『洗脳』という言い方にもなり、不正や暴力も平気でするようになる。ブラック企業なら社長を教祖のようにあがめ奉《たてまつ》り、社長の理想の下で、みんなが動くと違法行為だってやってしまうようになりかねない。一人ひとりがどれほど賢いか、善人かということは関係ありません。『組織性』という環境が整ってしまえば、多くの人がそうなってしまうのです」（碓井）

それは歴史的な研究でも明らかだ。第二次大戦中、数百万人のユダヤ人をポーランドの絶滅収容所に輸送したドイツ人の最高責任者だったアドルフ・アイヒマンは、妻との結婚記念日に欠かさず花束を贈るような一介の公務員だった。彼だけではない。一歩職場を離れ家に帰れば子ども思いの家庭人や、ペットを可愛がる良き市民と見られている人たちが大虐殺や虐待に手を染めていた。

神出病院ではどうだったか。事件後、神出病院で逮捕された6人について同僚たちに聞くと、

「みんないい子だと思っていた」

と申し合わせたように言う。取材した当初は、これら肯定的な人物評に強い違和感を持った。虐待に及んだ逮捕者をかばっているように思えたからだ。

だが、罪を犯す誰もが根っからの悪人とは限らない。逮捕された田村(仮名)の話に、さらに踏み込みたい。

法廷で見た姿は「ヒョロッとしている」というのが第一印象だった。身長は高めで、華奢《きゃしゃ》な体つき。初公判の時に肩までかかっていた茶色の髪は、判決公判で額が見えるほどに短く刈り込まれていた。

法廷での田村は終始うつむいていた。情状証人として田村の母親が証言台に立った時もそうだった。母親は何度も声を詰まらせながら田村の生い立ちを語った。

「いつも明るく、優しい子でした。昔から2歳年上の兄の後ろをついて回っていた。先頭に立って、何かをやる子ではないんです」

もともと田村は派遣社員として製造業に携わっていた。しかし、看護師だった母親から、

「あんたは気が優しいから看護助手に向いている。手に職をつけたほうがいいよ」

と勧められ、母親と同じ看護の道を選んだという。看護助手は看護師のサポートをする仕事で医療行為を行わないため、資格が必要ない。

病院に勤めてから田村は先輩の看護師に対して、虐待行為をやめようと直接声を上げたことがあった。プロローグで書いたように、逆さまにひっくり返した100キロ近いベッドの中に60代の男性患者を閉じ込め、先輩看護師たちが笑っていた（16ページ）。その時、母親から何度も言われていた言葉が頭をよぎったという。

「どんなことがあっても、患者さんに手を上げちゃだめよ」

勇気を振り絞って場を収めようとすると、先輩の一人に言われた。

「何、びびっとん」

田村は一瞬で雰囲気に呑まれた。一度、患者に手を上げてしまうと、後はもう引き返せなかった。

第三者委員会の報告書によると、神出病院では患者からの暴力には男性職員が対応するという先輩職員からの「教え」が代々受け継がれてきた。「自分の身は自分で守れ」「患者にナメられたら終わり」。患者には威圧的姿勢で接するのが正しいとする風潮が蔓延していた。患者を怒鳴る、叩くといった行為は日常茶飯事で、他の逮捕者たちも同じ教えを引き継いでいた。

逮捕された当時41歳の東山慧一(仮名)も、同僚たちの間では「面倒見のいい看護師」として定評があった。よく患者たちと屋上で遊んでいた。粘着テープを丸めた模造のボールでキャッチボールをして患者を喜ばせていた。

その遊びが、ある時を境に「遊び」でなくなった。

その日の夜勤は、田村たちと一緒だった。

「ちょっとぶつけてみろ」

と言われ、東山は従った。模造のボールを強めに投げつけると、患者の顔に当たった。おびえた患者の姿を見て、周囲が盛り上がり、東山は何度もボールをぶつけた。

1時間後、その患者が便を失禁すると、今度はシャワーと洗面器で患者の顔に水やお湯をかけた。悲鳴を上げて嫌がる患者の様子を、田村がスマホで動画を撮った。

「なんでこんなことをしないといけないのかと疑問はあったが、仲間外れになりたくなかった」

法廷で東山はそう振り返った。

当時26歳だった元看護師の船本賢治(仮名)は、2016年に入職したばかりの若手だった。田村と同じように母親が看護師で、人の役に立ちたいと看護の道に進む。最初に配属されたのがB4病棟だった。

指導担当の看護師は患者や同僚への言葉遣いが荒いことで院内でも知られていた山田祐樹（仮名）だった。第2章でも紹介した、第三者委員会の報告書で事件の「中心人物」と断じられた人物だ（78ページ）。

船本は山田から何度となく、

「患者を叩いてみろ」

と迫られていた。最初は笑ってごまかしていたが、やがて率先して患者をはやし立て、暴力を振るうようになり、逮捕された。

もちろん病院の教育環境に不十分な点はあるのだろうが、違法な「ガムテープ隔離」や、「簡易拘束」という名の病院独自の身体拘束（94ページ～）についても職員たちはそろって、

「入職した頃から、やるのが当たり前だった」

と言うのだった。ほとんどの職員が「最初は変だと思った」と感じていたにもかかわらず。

集団内でひとたび「普通」「正しい」と評価が定まると、個人はそのことを能動的にす

るようになる。「本当は嫌だった」「つらかった」と感じていても、できるだけ考えないようにしておこうとする。詳しくは後述するが、これは「認知的不協和の低減」と呼ばれる認知バイアスのせいだという。

職員たちは組織内だけで通用する「当たり前」に、いつしか慣れきってしまっていたのか。

③リスキーシフト——悪乗りが止まらない

「組織化されると、危険で冒険的、要するにリスキーな方向に流れやすくなる。こうした心理は『リスキーシフト』もしくは『集団的極性』などと言います。例えば、集団で競馬を楽しもうと馬券を買いに行く時、景気のいいことを言ったほうが、みんなを盛り上げたと称えられる。その結果、『よっしゃ、これでやってやろう』という感じで、普段だったら馬券を買わないような人も気持ちが大きくなって大穴を狙ったりする。人間は、他の人に喜ばれたいと思ってしまう生き物です。どうせ意見を言うなら、ブーイングを浴びせられるのではなく、みんなから同調され、称賛されることを言ったほうが気持ちいい」（碓井）

ＳＮＳでもこうしたリスキーシフトはあちこちで見られる。より極端な考え、過激なコメントを出し合うことで「いいね」やインプレッションの数を稼げる。集団が活気づくと、どんどん仲間意識が強まる。しかし、それが犯罪に発展することもある。

例えば少年グループが知人の少年を集団で暴行し、大けがを負わせたり、死亡させたりする事件が後を絶たない。トラブルになった相手を「やってしまえ」という声が大きくなって集団が盛り上がってしまう構図だ。

逮捕された少年たち一人ひとりの供述を知ると、おおむね全員が、

「殺したい――もしくは、大けがを負わせたい――とは思っていなかった」

と述べる傾向がある。リーダー格の少年も、

「やりたくはなかった。でも、やらざるを得なかった」

と、後悔を口にする。誰も行き過ぎた結末を望んでいなかった。それでも、誰も「もう、やめよう」と言えなかった。弱気なことを言えば、非難され、自分が攻撃されるかもしれないと思うからだ。

「集団の中で、自分一人だけ違うことをするのは非常につらいことです。集団生活で暮らしてきた人間は、同じコミュニティーのみんながどんな行動をしているかを常に気にしてしまう生き物なんです。より組織化された集団だと、そこで決めたルールに自分た

ちが縛られることになり、引き返すのが困難になることもある。より大きな事例で言えば、戦争に突き進んでしまうという研究結果もあります」（碓井）

外の世界ではとがめられる行為とわかっていても、閉じられた集団内では、より目立つふるまいが称賛されることがある。その結果、全員が暴行をエスカレートさせていく。異を唱えれば、場を乱したとして非難され、排除される危険が生じる。反論したいのに場の空気感を読んで押し黙る。これを「同調圧力」と呼ぶ。

同調圧力は例えば、こんなイメージをしてほしい。

ある夏の日、大勢の海水浴客がにぎわうビーチで、自分一人だけがビジネススーツを着ている。どうだろう。居心地が悪くなって、その場から立ち去りたくなるのではないか。

次に、ビーチにいる他の全員がスーツを着ていて、自分一人だけが水着でいるという反対のシチュエーションを想像してみてほしい。自分は海水浴場にいるのだから相応の格好をしているはずなのに「一人だけ水着なのは、自分がおかしいのではないか」と考えてしまわないか。

神出病院の虐待事件もまさにリスキーシフトの末に起きていた。

逮捕された元看護師ら6人について、第三者委員会は「刑事事件として立件されなかった虐待行為」が17件に上ると認定している。エスカレートしていった経緯をたどってみよう。

最初は患者の車いすを後ろに引き倒す、スリッパを投げつける……といった先輩看護師の「まねごと」がきっかけだった。それが6人の仲間うちで、より目新しい行為を披露し合うようになる。

シリンジ（注射器）を水鉄砲のようにして患者に水をかける行為が始まった発端は、「靴は患者に当たってケガをさせたらまずいが、水だったら痕が残らない」という思いつきだった。

それは良いアイデアだと仲間内で無邪気に称賛し合い、盛り上がったのだろう。他にも患者の反応が面白いと言って、次々と新しい虐待が生まれた。

- 患者の服を隠した後で投げつける。
- 患者に食事を出す素振りをして出さない。
- 牛乳を飲むところを患者に見せつけて反応を楽しむ。

いつしか業務の傍らに嫌がらせをするのでは飽き足らず、手の込んだことを仕掛けるようになった。

・トイレ掃除用のラバーカップを患者の頭につけて笑い者にする。
・不必要に塩をなめさせ、患者が顔をゆがめるのを面白がる。

元看護師らのグループLINEには、

「(塩で) バグった (笑)」

と冗談めかして書いた写真が回っていた。患者をもてあそぶことへの抵抗感は薄くなった。いわゆる「悪乗り」にブレーキがかからない状態だ。

・車いすの患者を病棟内の汚物処理庫に閉じ込める。
・精神疾患の患者のために、床に落ちた大便を口に入れようとする特異行動を止めず、笑い者にする。
・男子トイレに隠れて射精しようとする患者を見つけだし、複数人で鑑賞する。

リスキーシフトの末に、患者を押さえつけて無理やり射精をさせたり、患者同士で陰部をなめさせたりと、密室でのわいせつ行為を繰り返すようになったのではないか。患者を怒鳴り、襟首をつかんで引きずるという暴言、暴力も日常的になっていた。

④服従欲求――従うしかなかった

碓井が続ける。

「集団内では、権威のあるリーダーに従おうとする。これを『服従欲求』と言います。それは日常的には正しいですよね。そうしないと社会が成り立たない。犬でも、猿でも、ボスに従います。人間もそうです。上司の命令を誰も聞かないという状態は組織としてあり得ない。しかし、さまざまな条件が重なると、組織の人間は暴徒化してしまう。これは私たちの中に根づいており、誰にでも、どの組織にでも起こり得ることです」

例えば、埼玉大学の教授関由紀子《せきゆきこ》（看護学）らはかつて医療事故を巡ってこんな研究をしている。医師が看護師たちにわざと間違った指示を出すことで、どれだけの看護師が指示通りに動くかを検証した。

その結果、指示の理由や意図をきちんと確認せずに従った看護師は6～7％いた。論文では、事故防止に欠かせないトレーニングとは何かを説いている。それは、権威のある者（先輩看護師や医師）へのアサーション（適切な自己主張）を受け入れる文化を構築することだという。

つまり、集団の誰もが非難される不安を感じることなく、自分の考えや気持ちを率直に発言できる組織が望ましい。

この状態は「心理的安全性」と呼ばれる。ハーバードビジネススクール教授のエイミー・エドモンドソンが１９９９年に提唱し、ＩＴ大手のグーグルが「チームの生産性向上の最重要要素」に位置づけた。同社が２０１２年から4年にわたって実施した実証実験では、誰もが自身のミスを口に出すことができて、語り合える状態であるほど、誤りを犯す確率が低いという研究結果が出た。心理的安全性が高い組織ほどメンバーの能力が引き出され、モチベーションが高まり、生産性が向上するのだという。

対照的な例が、史上最悪の航空事故とされる１９７７年のスペイン領カナリア諸島で起きたジャンボジェット機同士の衝突事故だろう。副操縦士や機関士は危険性を感じていたものの、社内で最も経験と権威があった機長に対し、率直に意見できなかったことが事故の一因になったと言われている。

「なぜ間違っていることに従ってしまうのかというと、部下に葛藤はあっても『これは私のせいではない』と考えるからです。言われたからやっているだけ。だから問題がないと言い訳ができる。『命令を出している上司のせいなのだ』と言えてしまうのです」(碓井)

人間関係の中で権威の上下は、組織のトップだけではなく、医師―患者、先生―生徒など、どこでも生まれる。しかし、この関係が閉鎖的な状況で長期にわたって続くと、権威者は時にタガが外れ、指示に従う人に対して高圧的になることがある。それについては、二つの名高い心理学実験があるという。

一つは、71年の「スタンフォード監獄実験」。アメリカの心理学者フィリップ・ジンバルドーが模擬刑務所をつくり、若い男性たちを「看守」と「囚人」の2グループに分けて一緒に滞在させた。すると、看守役が囚人役に懲罰を与えるようになり、その行為は次第にエスカレートしていった。激しい虐待を加えるようになったため、予定されていた2週間より早く6日で実験を終了させせなければならなかった。

もう一つが62年の「アイヒマン実験(ミルグラム実験)」。「組織性」の項(159ページ)でも触れたアドルフ・アイヒマンを引き合いに、「平凡な愛情を持つ普通の市民であっても、一定の条件下では、ユダヤ人虐殺のような残虐行為を犯すものなのか」

という問いを検証しようとしたものだった。

アメリカの心理学者スタンレー・ミルグラムが考案したのは、被験者を「先生役」と「生徒役」に分け、先生役が次々に問題を出しながら、不正解を重ねた生徒役に強い電気ショックを与えていく――実際には電気は流さず、生徒役は相応の苦痛を演じるが、先生役は演技とは知らない――という実験だ。

そのうえで先生役の居場所には、生徒役が「見える・見えない」という二つのいずれかを指定した。結果的に「見える場所」にいた先生役は途中で辞退を申し出る人が相次いだが、それに比べて「見えない場所」にいた先生役の辞退者は半分に満たなかった。これは前述した「匿名性」にも重なるが、強い権威を持った人は、相手の顔が見えない閉鎖的な空間では攻撃性が強くなりやすい傾向をうかがわせたという。

この実験で、わかったことがもう一つある。先生役と生徒役は実験上の上下関係だったにもかかわらず、双方が「先生役のほうが頭が良く、人間的に優れている」と考える傾向があった。碓井が言う。

「人に指示を出し、従わせるという行為を日常的にしていると、『私のほうが上』という感覚を持ちやすい。このコントロールが利かなくなると、『なぜ私の言うことが聞けない』という発想に陥ってしまうのです」

では、神出病院ではどうだったか。

取材に応じてくれた職員たちの中で、40代の女性看護師が振り絞るような声で漏らした言葉があった。

「何を言っても何も変わらない。そんな諦めの境地にいました」

看護師の仕事は好きだった。誇りもあった。しかし事件発覚の10年前頃から、病院に足を踏み入れると、全身が硬直するようになったという。閉鎖病棟には湿気がまとわりつき、どんよりとした薄暗い雰囲気はずっと拭えなかった。

職場の人間関係もギスギスしていた。

「あいつはあかんな」

「仕事ができへん」

院内で絶対的な権力を持つ当時のA院長は看護師らの詰め所に来て、よく特定の看護師の愚痴をこぼしていた。

お気に入りの職員にだけ話しかけ、意に沿わない職員は露骨に人事権を行使されるというわさが広がっていた。いつしか職員同士が互いに監視し合うような空気ができ上がっていたと振り返る。

「院長の気分の変動が激しくて、みんなすごく顔色をうかがっていた。職員全体に、『今日もまた怒られるんかな』というおびえの気持ちがあった」

あらゆるトラブルの責任は、どうせ全て看護の現場に押しつけられる。だから誰も不都合な報告は上げない。職場は萎縮していた。それは前述したような「心理的安全性」（170ページ）とは、対極にある状態だ。

それでもこの女性看護師は管理職を任され、他の職員よりは重宝されていたほうだった。ただ、院長からは口酸っぱく、

「千円でも損が出たらあかん」

と指示されていた。入院患者を一般病棟と療養病棟に振り分ける時にも「どこに入れたら損か得か」を最優先して判断するよう求められた。総合病院でないと回復の難しい合併症の患者や、高齢者施設にいてもいいはずの認知症患者も他施設から続々と受け入れ、薬の購入費は抑えた。

患者が体調を崩して転院したり、亡くなったりした場合は「どんな管理しとんや」と詰められた。

女性看護師は「従うしかなかった。退院したいって言う患者に返す言葉がなかった」と目線を落としながら、

「患者の後ろに、すごくお金が見えるようになっていたんです」

と、申し訳なさそうに言った。

看護師―患者という関係で見ても、「服従欲求」のねじれは明らかだった。

逮捕された剛田(仮名)と同じように多くの看護師たちが、

「言うことを聞いてくれない患者にイライラした」

と、まるで「権威者」であるかのように虐待の動機を語っている。

スタンフォード監獄実験やアイヒマン実験でみたように、服従欲求の研究によれば、人間は自らの意思に従って行動を選び取っているように感じているが、実際にはそうではなく、日々の行動に応じて意識が形成されていくと言われている。

逮捕された元看護師らも日々、患者のケアをする中で、上下関係が構築され、服従しない患者たちにいら立ち、ふるまいが乱暴になっていった。

「もうええって」

「いいかげんにして」

「なんべん言ったらわかるねん」

「汚い手で触らんといて！」

第三者委員会の報告書を読むだけでも、事件発覚前には患者に対して明らかに高圧的な物言いが横行していた。こうした言動は、権威を笠に着たものとは言いきれないかもしれない。ただ、服従要求の構図に当てはめるならば、病院という上下関係のはっきりした組織で、トップの院長、その下にいる看護師、さらにその下の患者へと、負の連鎖が起きていた。

⑤原因帰属理論——誰も責任をとらない

組織ぐるみで不正行為が行われている時の個人の心理状況について、碓井は次のように説明する。

「人は自分自身がトラブルに巻き込まれた時、それは自分ではなく、環境のせいだと感じてしまう傾向があります。誰しもが自分の行為だけは間違っていないと思いたい。反対に、他人にトラブルが起きると、他者本人に原因があると感じやすい。わかりやすく言うと『他人には厳しく、自分に甘い』ということです。こんなふうに、行動の原因を誰かや何かのせいにするプロセスを考える研究を『原因帰属理論』と言います」

一例を挙げてみよう。例えば、廊下に置いてある荷物につまずいて倒したとする。つまずいた側は多くの場合「こんなところに荷物を置いた人が悪い」と思うだろう。ところが、自分が荷物を置いた側だったとすれば、誰かがつまずいて荷物を壊されると「どうしてこんな大きな荷物が目に入らないのか」と、つまずいた人を責める気持ちが生まれる。目の前にある事実についての認知を変えることで、自己防衛の論理を組み立てるのだ。

つまり、自分が行為する側に立つか、観察する側に立つかで、物事の見方が全く異なってくる。これは原因帰属理論の中の「行為者観察効果」と呼ばれ、人が互いを責め合ったり、問題解決を遠のかせたりする原因にもなることから「人間関係における基本的な誤解」とも言われている。

組織の中でも同じことが起こる。人が集団や組織の中で生きていく以上、所属する集団の論理に自分をある程度、合わせて生きていくのは自然なことだ。ただ、どうしても「集団」と「個人」の論理にはずれが生じる。「ずれ」は自分の心につらさを感じさせる。このつらさを乗り越えるため、人は認知をゆがませて、心のダメージを回避しようとする心理が働く。これは「組織性」の項で紹介した「認知的不協和の低減」（164ページ）と呼ばれる。

認知的不協和を提唱したアメリカの心理学者レオン・フェスティンガーは、次のような実験をしたことで知られる。被験者に取るに足らない作業をさせた後、次に同じ作業をする人たちに「作業は面白かった」と嘘をついてもらう。嘘をつく報酬は、二つのグループで差をつけた。一方には20ドルも支払うのに、片方にはわずか1ドルしか払わない。嘘をつかせた後で、本人たちが実際に作業をした感想を聞いた。

するとと、報酬1ドルの人のほうが20ドルの人に比べて「作業は面白かった」と評価した割合が圧倒的に多かった。これはつまらない作業を少額で「面白かった」と嘘をつくのは割に合わないという心の「不協和」を解消するために認知をゆがませ「楽しかった部分もあった」と自身で思い込むようになるためだとされる。こうした認知の修正、改変は本人が自覚しないまま行われることが多い。

それが個人の嘘ではなく、組織ぐるみの不法行為になればどうか。手を染めるかどうかは、自身に降りかかる責任の度合いに左右されることがわかっている。

「服従欲求」の項でも触れたアイヒマン実験（171ページ）では、拷問を加える先生役がどのような条件下でどの程度の命令に従うのかという「服従率」も調べている。

拷問を加える先生役に助言役が「万一、問題が起きた場合は責任を取る」と言い添えると、40人のうち37人が電流ショックのボタンを最高電圧になるまで押し続けた。人は自分が責任を持たなくてもいいと確信し、「命令されただけで自分はそれを執行しているにすぎない」と解釈すると、当事者意識が薄くなる。

次に助言役を2人に増やし、一方が「生徒が苦しんでいるので実験を中止しよう」と伝える。もう一方は逆に「大丈夫。このまま続けましょう」と相反する助言をする。すると被験者は個人に判断を委ねられる形になり、責任が転嫁できなくなって行為の罪悪感にさいなまれる。その結果、拷問を続けた人は一人もいなかったという。

すでに指摘したようにナチス・ドイツでユダヤ人の大量虐殺に手を染めた組織人たちは普通の市民だった。虐殺行為は業務として細分化・分担化されており、個人としての責任を感じにくかったことが指摘されている。一人ひとりの役割は流れ作業だったのだ。彼らは「私はユダヤ人の名簿をつくっただけ」「検挙しただけで私は殺していない」「私は毒ガス室の建設をしただけ」などと証言した。


ビッグモーター事件や旧ジャニーズ事務所の問題に加担した社員らはどうだったのだろうか。少なくとも私たちが取材した神出病院の虐待事件では、アイヒマン実験に見られる現象と似たような状態ではなかったかと思わせる報告や証言があふれていた。

まず病院の医師について見てみると、第三者委員会の委員長を務めた藤原が「責任感がまるでない」と激しく憤っていたことを思い出す。聞き取りに対し、医師らは「虐待は全く知らなかった」と口をそろえ、多くが他人事のような態度だったという。

藤原は「診察をしていれば看護師たちが患者にどんなふうに接していたかは容易にわかったはずだ」と批判したが、この認知的不協和という観点から見ると、医師らの思考を少しは理解できるかもしれない。

「……私たちは患者を診ているが、日々のケアは看護師がしている」

「……看護師が虐待していたとしても、私たち医師は関知していない」

そんなふうに自らを正当化していた可能性はなかっただろうか。


認知のゆがみは、現場に立つ職員たちも同じだったかもしれない。

事件のあったB4病棟に患者のリハビリテーションのため出入りしていた50代の男性作業療法士は、事件発覚前の自分たちの仕事ぶりについて、こんなふうに振り返った。

「精神疾患の症状が悪化した患者さんたちは不合理なことを言うことが多いんです。説明しても、納得してもらえない。こんな常識的なことが、なんでわからへんねんやろ、と思うようになる。その一方で、業務はどんどん差し迫ってくるし、上からの指示も飛んでくる。すると『こう対応するのはルールなんだから』と単純化して、なるべく考えないようにしてしまう。患者さんを人ではなくて、段々と『モノ』として扱うようになっていっていたんです」

患者が時に不合理なことを言うのは病気のせいだろうし、専門的知識をもって落ち着いて対応すれば、きっと患者は安心するだろう。この男性をはじめ、私たちが話を聞いた看護師たちは、本当はもっと余裕をもって患者一人ひとりに向き合いたいと考えている人ばかりだった。

「……組織に言われたからやっているだけ」

「……この程度の力で押さえつけるのは仕方がない」

多くの看護師たちが「したいこと」と「しなければならない」という不協和にもがいていた。

看護師の感情労働と教育

看護師という仕事の特性にも目を向ける必要があるだろう。

今回の事件では、本来患者を守り、ケアをする立場にある看護師が、よりによって患者への加害――それもおぞましい虐待――に手を染めていたことにショックを受けた人は多かったはずだ。

それでは、本来ケアをする立場が虐待を行うというねじれとも、ゆがみと言える構造とはどんなものだろうか。

看護師の仕事は「感情労働」と言われている。

感情労働とは、1970年代半ばに提唱された考え方で、直接、または声による接触を通じて、顧客や利用者に対して、感情が重要な要素になっているものを言う。相手が心地よい状態をつくり出すために、ポジティブな感情を出し、逆にネガティブな感情は抑えるといった具合である。

例えば、客室乗務員やコールセンターのオペレーターが、にこやかに、極めて感じよく接している場面を想像してほしい。きついクレームの対応でも、嫌な顔をするわけにはいかない。そのように感情を表出することが空気として求められているからだ。

看護師も同様だ。患者が「ケアされている」と実感できるように、「優しく」「落ち着いて」ふるまうことが求められている。

きつい環境や職場であるほど、怒りや憂鬱感などネガティブな感情が生まれてくるはずなのに、それを押さえつけて働き続けると、どうなるだろう。

その状況を補って余りある患者や組織からの「感謝」や「よいフィードバック」があ

ればまだしも、それも望めないとしたら？

自然な感情を出すことが妨げられ、抑うつ状態や燃え尽き状態になるなど、看護師本人の心をむしばみ、バーンアウト（燃え尽き）現象を引き起こしたりする。それが最悪な形で起こると、より弱い立場である患者にそのストレス発散の鉾先《ほこさき》が向かうことも想像に難くない。

今回、神出病院の事件を受けて厚生労働省が初めて実施した全国調査によれば、看護師らの虐待とみられる行為は全国の精神医療現場で72件あり、その動機（複数回答）は「患者からの暴力、暴言に感情的になった」が14件、「患者の指導無視などで感情的になった」が11件と、感情管理を是とする看護師のふるまいとは真逆の姿が見えてきた。

個人の特性、そして、看護師という仕事の特性を踏まえて、防ぐ方法はないのか。組織からのプレッシャーなど、組織から受けるストレス要因を除くことは当然として、その解決策の一つが「院内の教育」である。

ところが、精神医療現場の人材育成方法はＯＪＴ（仕事を通じた指導）が中心で、医学的知識に基づく理論的な裏づけがほとんどなされていないのが実情だ。第３章にも登場した日本障害者虐待防止研究研修センター代表の宗澤が語る。

「虐待が起きる障害者施設・病院の多くは『腕と度胸』による支援が基本形になっているんです。『腕』とは知的障害者への慣れ、『度胸』は経験から生み出された根拠のない自信を指します。こうした支援は利用者をまとめ上げるうえでは一見、頼もしく見えるのですが、現場の人材育成で言えば、科学性も合理的な言葉による説明もない。これまで自分がいかに苦労して生きてきたかという話だけです。さらに年配者や管理者の『権威』を守る論理が優先されると、『力の優位性』に基づいた患者や利用者への支配が生まれやすく、そうした場所では虐待も発生しやすくなります」

虐待事案が起こった時、加害行為をした人だけを罰しても解決にはならない。むしろ、組織のガバナンスや制度の構造的問題を改善していくことが、再発防止の最短ルートだと宗澤は語る。

閉鎖的な環境から距離を置く

組織とは何なのか。

これまで見てきたように、集団化した人間の心理にはさまざまな環境要因が作用している。それは職業や宗教、教育程度、国民性など個人の人格性とはあまり関係がなく、私たちは集団の中に入ると、周囲で起きている事象に対して反射的に「これはこうだ」と考えてしまう特性があるのだ。

悪人だから罪を犯すのではない。社会心理学の考え方では、人間は社会的状況に応じて日々判断し、行動を変えていく。だからこそ、社会実験の条件を少し変えるだけで、結果は大きく異なってくる。

会社の会議などを思い出してほしい。周囲にたくさん人がいる状況では、果たすべき役割はみんなで分け合っているように感じる。すると、一人ひとりの責任も小さいように感じてしまう。この心理現象を「傍観者効果」という。

さらに、この会議は参加者が名前を出さなくてもいい（**匿名性**）オンライン会議だったとしよう。匿名性は責任が分散し、自分をコントロールする意識を低下させる。自己制御が利かない状況だ。こうなると、衝動的で、情緒的な非合理的行動が現れやすくなると指摘されている。

そして、それがどんなに非常識な結論や行動であったとしても、人間はいつも自分の行動を正しいと思い込みたい（**原因帰属理論**）。自分と同じ考えや意見を持つ人が集まった場合、自分の考えは確信となり、よりエスカレートした意見や行為を主張したくなる（**組織性**）。そして、過激な主張は集団全体に広がっていきやすい傾向があることがわかった（リスキーシフト）。

一方で、上下関係が固定化されていたり、過度に競争があおられたりする組織では、異を唱えることができず、風通しの悪い職場になりやすい（服従欲求）。経営者といった権威者は利益を追求することが目的化しやすく、結果的に組織の矛盾やしわ寄せは最も立場の弱い職員や利用者に向かう形となる。

これが、今まで見てきた社会心理学による組織の見方だ。

神出病院での虐待事件は精神科病院という極めて閉鎖的な空間の中で、集団が暴走して起きた。組織の根幹が腐っていった過程は、おそらくビッグモーター事件や、旧ジャニーズ事務所問題でも同じだったろう。

改めて考えても、私たち（筆者ら）も、この三つのいずれかの組織に所属していたとしたら、おそらく組織の空気に従わざるを得なかったのでないかと感じる。ひょっとすると、それすらも意識せずに、もっともらしい理由をつけて自己を正当化し、むしろ進んで不適切な行為をしてしまったのではないかと心配にもなる。

組織の中で起こる不正を取材しながら、それらは、いじめ問題にも通じると感じていた。学校や職場でいじめが起きた時、その集団は4層構造になっているという。すなわち当事者である「虐待者」と「被害者」。周りではやし立て、面白そうに見守ることでいじめを促進する「観衆」、さらに外側から見て見ぬふりをする「傍観者」だ。

この4層構造による人間の壁によって、いじめは発見しづらくなると言われている。神出病院でも看護師たちが粘着テープを丸めたボールでキャッチボールして遊んでいた際、「(患者に) ぶつけてみろ」と先輩に言われて断れなかった東山(仮名)＝162ページ＝のように、いつ観衆や傍観者が当事者になるかはわからない。私たちだって、そうなった時に毅然《きぜん》と断れるとは到底、言いきれない。

そんなことを碓井の取材中に考えていた時、

「壁を打ち破る方法が一つだけあります」

と言われ、思わず顔を上げた。

引き合いに出してくれたのは、国民的アニメ「ドラえもん」だ。集団心理が私たちの思考に及ぼす影響への大切な示唆である。

ドラえもんでは、のび太がいつもジャイアンにいじめられている。しかし、スネ夫はともかく、他のクラスメイトがのび太をいじめることはほとんどない。視聴者は「悪い」のがジャイアンであることを知っている。

ところが、クラス全員がのび太をいじめるようになったらどうだろう。なぜか視聴者には「悪いのは、のび太ではないか」と感じる人が増えていくはずだという。これは逮捕された元看護師たちが裁判で語った「言うことを聞いてくれなかったので虐待をするようになった」と、被害者に責任を転嫁する理論と同じだ。

「われわれはいじめはだめだという価値観を教育されているにもかかわらず、状況が変われば、そう思ってしまうのです。たとえ、道徳的に間違っていようと、原因は何かと考えてしまう」（碓井）

クラス全員にいじめられるようになったのび太はどうなるか。考えたくはないが、自身も「自分が悪いのではないか」と考えてしまいかねない。いつもなら家に帰ってドラえもんに泣きついて「ジャイアンをやっつける道具を出してくれ」と助けを求めるのに、それもなくなり、自分を責めて「学校に行きたくない」「死にたい」と思うようになる可能性すらある。虐待されてきた患者の立場ならどうだろう。

しかし——と碓井は語る。

「教室を一歩外に出ると、また全く違う結論になる。外の世界から見れば、悪いのはのび太ではなく、いじめをしているクラス全員です。考え方が固定化されやすい閉鎖的な環境から、あえて距離を置くことで、物事はより客観的に見られるようになる。内向きの論理だけででき上がった世界は、崩れ去るのも早い」

碓井は最後にこう言った。

「組織からいったん距離を取ることが重要です。外部から自分の組織を客観的に見つめることで、ようやく洗脳されていたことに気づくことができるのです」

ちなみにそれは、カルト宗教の信者を脱会させるのと同じアプローチだそうだ。

第5章

誰も正義の味方にはなれない

新体制1年——鬼を払って花を

2024年4月。神出病院虐待事件の発覚と時期を同じくして猛威を振るい始めた新型コロナウイルスが5類に移行して初めての春を迎えた。桜の名所はどこも久しぶりの花見客でにぎわう。その経済効果は全国で1兆円を超えると言われ、4年間にわたる感染禍の収束をうかがわせた。

神出病院では21年6月に土居正典が新院長に就いて「解体的出直し」が始まり、間もなく3年を迎える。院内にまかれた「改革の種」はようやく芽吹きつつあるように見える。

◆　◆

私たちが神出病院内に初めて足を踏み入れたのは、土居新体制がスタートして1年4カ月になる22年10月だった。

入り口付近の風景は、事件が発覚した日に訪れた時とは変わっていた。敷地の周囲に張り巡らされた棘の忍び返しは取り払われ、エントランスには青々としたつややかな観葉植物が並んでいる。黄ばんだ半紙に「おに」と記された書道作品は壁から消えていた。

「神戸新聞さんの訪問に合わせて急いで何かをやったということはないですよ。見学に来るっていう話を職員たちにしたのは昨日のことです」

出迎えてくれた公認心理師の大久保恵《おおくぼけい》が、辺りを見回す記者の小谷を見て表情を緩ませた。

大久保は、兵庫県内の公立精神科病院で最大規模の「兵庫県立ひょうごこころの医療センター」（神戸市北区）で土居と一緒に働き、同センターや岡山県、兵庫県姫路市で病院改革や新事業の立ち上げを手がけてきた。その腕を買われ、土居が神出病院の院長に就いた直後、立て直しの旗振り役として呼ばれたのだった。神出病院での肩書は「院長補佐」と「病院改革執行責任者」だ。

「圧迫感がある掲示物はないかと院内を点検したんです。これまでいくつかの精神科の病院を回ってきた経験を活かして、『今の時代に合わせた精神科』という形で、安全面も考慮しながら段階的に（地域に）開いていきたいと考えています。これでも、すごく変わったんですよ」

そう言われて真っ先に、院内に入る前に目にした赤、白、紫、黄色のパンジーの花が頭に浮かんだ。確かに、病棟の外にずらりと並べられた鉢植えは、事件発覚当日にはなかった。

大久保の隣に立った事務長の登《のぼり》隆一《りゅういち》が言い添える。第2の事件（59ページ〜）の際に電話取材に対応した事務長から、交代していた。

「前までは、水やりをする人もいなかったから植物なんて置けなかったし、何より施設内の清掃など、全体を見て細やかな気配りができる人がいなかったんです。以前にあった展示物なんて、黄ばんだ半紙とかホコリをかぶった人形とか、もう何年前のものかわからない。誰も片づけなくて、やりっぱなし。それがおかしいって誰か気づくはずなのに、そのままにしている。誰の担当かわからないものは触ったらあかんってなってたんやろね。事件前は本当に、お客さんを迎え入れるような状況じゃなかった。そういうところから改善しています」

登は事件発覚当時、大阪の錦秀会グループ本部で総務部の課長を務め、当日から神出病院に入って状況の把握や、患者や家族らへの対応にあたっていた。

「恥ずかしながら、事件が明るみに出るまでは営業成績のいい病院としか思っていませんでした」

しかし、事件発覚の翌日に休みをとるA院長、報道各社からの電話に逃げ回る当時の事務長を見て愕然とする。病院幹部に代わって院内に常駐するようになり、正式に神出病院へ出向すると、土居の院長就任後に事務長に就いた。土居と大久保について言う。

「二人ほどの(精神医療の)キャリアを持つ人がウチの病院に来るメリットはないんです。まさに志だけで、火中の栗を拾いに来てくれた」


案内されてB棟のエレベーターに乗り、虐待の繰り返された4階(B4病棟)に入る。男性専用の閉鎖病棟は天井のライトが消えたままで薄暗く、静まり返っている。事件の後に患者数が減ったこともあり、「今は使っていない」と説明を受けた。

病室には布団を外したベッドが並び、ドアには患者の違法隔離に使われた粘着テープの跡が生々しく残っている。別のドアには換気口に青いビニールシートが貼りつけられていた。大久保が立ち止まって話す。

「患者さんがインフルエンザに感染した時に、当時の院長(A)がちょっとしたすき間も気になって貼ったそうです。感染対策とはいえ、ここまで神経質だったのかと驚きました」

男性用トイレをのぞくと、がらんとして乾ききった壁に、足音がコツンとはね返ってこだました。職員たちが患者たちに冷水を浴びせていた場所だ。患者は裸にされて悲鳴を上げ、職員らはそれを見て嘲笑していた。その虐待の光景を想像すると、胸が締めつけられた。

「怖い。でも、今を見てほしい」

神出病院には、事件後、何度も内部取材を断られてきた。それでも、この時小谷が再び取材を申し込んだのは、全く別の場所で久々にその病院名を聞いたからだ。

兵庫県西宮市に住む精神保健福祉士の30代女性との縁がきっかけだった。

2017年の夏、その女性が企画したフォーラムを、入社間もない小谷が取材した。その中で、精神障害のある8人が、テレビのトークバラエティー番組「恋のから騒ぎ」になぞらえ、自身の精神疾患に関する体験談をユーモアたっぷりに語り合うというミニイベントがあった。

タイトルは「我らの胸騒ぎ」。30代の男性は部屋探しで入居を何度も断られるのを差別だと憤りつつ、カラオケや映画で障害者割引が使えると「よかったー」と喜んでしまう自分に「矛盾を感じるんです」と本音をさらけ出す。

別ステージでは、発達障害の子を持つ母親が、小学校の入学式で走り回ってハプニングを起こす息子を、刺激的な香りを放つハーブの「パクチー」に例えた。周囲に与える「クセ」は確かに強いけれど、親たちを楽しませてくれる「うまみ」も強い、ということらしい。会場を笑わせつつ、「障害者を特別視せず、等身大に向き合ってほしい」と、強く鋭いメッセージを聴衆の胸に打ち込む。そんな企画を手掛けた精神保健福祉士の女性に目新しさと熱量を感じ、それ以来、公私でやりとりをするようになった。

22年9月、彼女が西宮市に事業所を立ち上げたと聞いて取材に赴いた。

開設したのは、精神科病院に長期入院をしている患者が退院を目指し、主体的に人生を歩めるようにサポートするための相談支援所だ。たくさんの患者たちと関わる中で、長期入院によって「人生の主体性が損なわれる」と実感し、改善に向けて取り組みができないか、仲間と相談し合ってきた。

「焼肉が食べたい」「墓参りに行きたい」「仕事を探したい」……。入院患者から相談を受けつけ、実現できる方法を一緒に考え、時には事業所に寝泊まりしてもらい、少しずつ社会生活を体験してもらう。このように社会復帰を目指す活動に取り組んできた彼女も、事件発覚後、院内での退院抑制や死亡退院の多さが取りざたされた神出病院には強い嫌悪感を示していた。

その彼女が取材中、神出病院を巡る話題に触れて「最近はスタッフがいいんですよね。

患者への強い思いが見える」と言い始めた。

「ゼロから再出発している彼らは、いい医療をしようと熱意を持って働いているように見えます」

「今、患者さんを任せるなら、他の閉ざされた病院よりも神出病院の方が安心できる。周りともそういう話をよくするんです」

正直、虚をつかれた思いだった。神戸市の担当者らを通じてそれとなく、改善の機運が院内で高まっているのは聞いていたが、あれほどの事件を経て、精神医療の現場で急速に信頼を取り戻しているという。――本当だろうか。


事件発覚直後、敷地内を行き交う職員たちは下を向き、私たちと目も合わせようとしなかった。当時うかがい知ることができなかった病院の内部で、彼らは何を考えて働いていたのか。事件を経て、今、どこへ向かおうとしているのか。聞きたいことはたくさんあった。

直接職員に話を聞かせてほしいと、断られることは覚悟の上で小谷が事務長の登に取材を申し込むと、1週間後に「院内で検討を続けている」と連絡が来た。あまり期待をせずに待っていると、その約1カ月後に正式に返答があった。

「事件の報道では病院の職員全体が悪者になった。集団ごと責められた恐怖心が、職員にはまだ残っている」。登はそう前置きした上で、
「今の神出病院を見てほしい」
と応じ、さらには院内の見学も認めた。

事件のあったB棟４階から、女性専用のA棟４階へ移る。５メートル幅の広い廊下には開放感があった。「ちゃんとメンテナンスをしたら贅沢な造りの建物なんですよ」と合流した院長の土居が言う。フロアには、公衆電話が置いてある。患者たちが院内で携帯電話を使うことは禁止しているが、入院したら外部と連絡が取れなくなっていた事件発覚前の状態を改め、テレフォンカードを使って家族らとやりとりができるようにした。

壁に貼られた献立表には、料理の写真を添えてわかりやすく伝える工夫がされていた。全て新調したという食器も見せてもらった。「かつては、子どもが砂場で遊ぶおもちゃのお皿よりも汚かった」。登が顔をしかめて回想すると、看護師の女性が「今は患者さんがよく、おいしいって褒めてくださるんです」と控えめに笑った。

これらは全て患者へのアンケートの結果を受けて改善したという。

「こんにちは」。行き交う職員たちがカメラを持つ小谷を物珍しそうに眺めつつ、あいさつをしてくれる。患者は廊下や談話室を自由に往来している。談話室の窓際に置かれたイスには年配の女性患者3人が座り、顔を寄せ合っていた。

「いつも同じ場所で集まっている仲良しグループなんです」と職員が言う。どんな話をしているのかと聞くと、「健康のこととか、ですね」と職員は笑顔でこちらの目を見て、はっきりと答えた。

廊下にいた女性患者がまじまじと小谷を見つめ、少しずつ近づいてくる。自身と交互に顔を指差し、声をかけられた。うまく聞き取れずに困っていると、すぐに看護師が駆け寄り、

「記者さんの髪形、ショートカットがいいですね、って。同じくらいの長さにしたいわ、って」

と笑いながら代弁した。女性患者も満足そうにうなずいていた。

目の前の光景は本当に、事件発覚当日に訪れた、あの暗い病院と同じ場所なのだろうか。第三者委員会の報告書などによると、ここA4病棟でも女性患者たちが虐待被害に遭ってきた。患者の額をスチール製の点滴棒で叩いてケガを負わせたほか、ビンタなどの暴行や粘着テープ隔離が横行していた。外部の人が出入りすることはなく、患者との

やりとりはあり得なかった。しかし、ともすると事件を忘れてしまいそうな、明るい雰囲気がこの日はあった。

ふと白い天井を見上げると、一部にまだカビが残っていた。ぼんやりした大きなシミが広がり、その周りにぽつぽつと薄黒いカビが付着している。

病院は徐々に天井や壁を塗り替えている。しかし、「カビができやすい環境は変わっていない」と登が言う。天井内部の配管を入れ替えるなど、空調を改修する費用の予算化を法人側に求めている最中で、抜本的な解決はこれからだった。

見学に続いて職員数人との座談会に臨んだ。以降、職員らと話す機会が増えた。

職員の「思い」を理念にまとめる

これまで知られてこなかった、事件後の彼らについて迫ってみたい。

土居が院長に就く2021年6月の数カ月前、第三者委員会の立ち上げを巡って神戸市の精神保健福祉専門分科会がやきもきしていた頃、院内では一部の職員たちが水面下で改革への糸口を模索していた。

病院の法人が事件の原因究明のために立ち上げた「危機管理委員会」は名ばかりで、組織に大きな変化は見込めない。そこでさまざまな部署から集まった20人ほどの職員が自主組織「改善委員会」を立ち上げた。「何もしなければ再び事件が起きる」「これ以上病院の名前を傷つけたくない」――現場の危機感は高まっていた。

患者家族に文章や写真で入院中の生活を伝える「安心レター」を配り、職員間で虐待防止策を話し合う。「A院長の反発を買い、衝突したとしても構わない」。そんな決意を確認し合って事務所に集まり、意見を交わす。しかし、誰を中心に活動をするか、責任と権限は誰にあるかが定まらない。思うように進まず、場はピリピリした。

「みんな鬱屈した思いが今にも爆発しそうだった」。精神保健福祉士の40代男性が当時の緊迫したさまを語った。

「自分たちで何とかしなくちゃいけないという焦りばかりが募っていた。多くの改革案が出されたけれど、どれもほとんど形にならなかった」

そんなさなかの21年5月20日、「第2の事件」が起きる。

なぜ加害職員が感情的になるのを止められなかったのか。病院の再生に取り組んでいるつもりが自分たちは何も変われていないのではないか……。職員から反省と無念の言葉が相次いだ。混乱の極まった現場を思い返し、40代の女性看護師は当時の心境をこう表現した。

「目指す病院像が見えなかった。歩むべき道がわからなくて、暗闇の中にいました」

その後、6月1日に着任した新院長の土居も、出だしから壁にぶつかっていた。

翌2日にすぐさま第2の事件を警察に通報することを決めたのは、院内にはびこった隠蔽体質からの決別の表明のはずだった。就任前から思い描いていた組織改革や救急医療の導入など、立て直しの方針はしっかり職員に伝えた。法律や人権意識を基にした守るべきルールを示し、今までの業務のやり方を変えるよう強く促した。しかし、うまくいかない。

日を追うごとに現場からは「新院長は現場をわかっていない」「外から来た人間に何ができるのか」などと不満が漏れ始める。A院長の独裁体制を変えようと現場に判断をゆだねると、「前の院長だったら決めてくれていたのに」と懐かしむような態度も見られた。

そんなある時、土居は、はっと気づいたという。

「『法令や人権、正しい医療知識に基づいて行動することが正しい』というのは私の考えだ。しかし、それを押しつけるだけでは（トップダウンの）A院長体制と変わらない。私も同じ道を歩いてしまっていた」

トップ専制方式の危うさは知っていた。神出病院だけでなく、全国の精神科病院で院長や経営者に権力が集中しやすい傾向があるのは第3、4章で見てきた通りだ。

就任から2カ月たった8月、土居は事実上のツートップ体制を取る。立て直しの旗振り役として呼んだ公認心理師の大久保を「病院改革執行責任者」に据え、院長と同じ運営の権限と院長に対する監視機能を与えた。職員の主張や不満をすくい上げ、院長にもフィードバックしながら、職員に改革の趣旨をかみ砕いて伝える。院長、職員のメンター（助言者）的な存在となるのが大久保の役割だった。

続けて二人は、病院の「理念」を新たに定義する。

事件前、神出病院には病院の経営理念を表す言葉がなかった。あったのは錦秀会法人グループ全体の経営理念「やさしく〝生命《いのち》〟をまもる」だけだ。

「思考を止めてトップの指示通りに動くのをやめて、一人ひとりが自分たちでオールを握って舟を漕ぎだす。そのためには、目指すべき方向を正しく伝える灯台のようなビジョンが必要だったんです」

そう大久保が語る。10人前後の職員と議論をしながら、全職員への聞き取りを通じて組織内で何が起きているか、職員らが何を目指そうとしているのかを探る。管理職だけで頭をひねって答えを出すのではなく、現場を正しく見ることができれば、自ずと進むべき方向に光が見えてくると考えた。

二つの事件を経て、職員は自信と誇りを失っていた。同僚がおぞましい虐待をしながら誰も止められず、患者を助けられなかったこと。周りに流されて、少なからず患者の身体拘束や隔離で違法行為に加担していたこと。世間から浴びせられる視線が痛く、つらい。自分たちで改革に踏み出そうともがいては挫折し、ここで働くこと自体が苦しいと打ち明ける職員もいた。

「それでもやっぱり、患者さんのためにとの思いで医療者を志した人たちなんです」と大久保はためらうことなく言う。職員たちの本当にしたかった医療、目指したい方向性を集約した理念の言葉は次のようにまとまった。

「患者様への理解に基づいた、心ある医療を提供します」

これを職員一人ひとりが自分の心の中に落とし込むことが、立て直しの第一歩となった。

タテとヨコの「チーム医療」を活発化

病院独自の理念を定義する議論がまとまるにつれ、実現への道筋が見えてきた。

キーワードは「チーム医療」。虐待事件の再発防止に欠かせないのは、個人を孤立させない組織づくりだと見据えた。

判断に迫られた時には職員一人に責任を負わせない。周りと話し合って決める。幹部は部下たちへの声かけを怠らず、いつでも相談に乗りやすい「縦軸」を太くする。

院内には、精神科医、内科医、看護師、臨床心理士、作業療法士、精神保健福祉士、薬剤師、管理栄養士……とさまざまな職種の職員がいる。それぞれの立場で知識や知恵を出し合い、コミュニケーションを高めて「横軸」を太くする。組織の縦横に血が巡るようになることが、職員の孤立を防ぎ、活力を生む好循環につながると考えた。

その実践は、次の三つに整理できる。

①組織を活性化する「委員会活動」の拡大
②治療方針を決める「カンファレンス」の導入
③退院支援「リカバリープログラム」の実践

「顔の見える関係」を築く――委員会活動

「パニックが起きないよう、発生病棟の職員は患者対応に集中してください」

「応援部隊は感染対策本部から派遣します。発生病棟は状況を報告してください」

土居と大久保のツートップ体制が発足した8月から、院内の会議室で「院内感染防止対策委員会」のメンバーたちが職員に呼びかけていた。新型コロナのクラスターが発生した時に備えたシミュレーションだった。

神出病院は以前から感染対策をはじめ「医療安全」「患者への接遇」「行動制限最小化」などとテーマごとに職員たちが業務改善策を話し合う委員会制度を取り入れている。事件前は実質的に活動休止となっていた委員会が多かったが、土居と大久保はこれを活性化させることが組織立て直しの初手になると考えた。

当時、喫緊の課題といえばコロナ対策だった。同月20日には兵庫県に4回目の緊急事態宣言が発令されたばかり。精神科病院はマスクを着け続けるのが難しい入院患者が多く、全国各地でクラスターが出ていた。

神出病院では事件発覚により、感染症にかかった患者の部屋の扉を粘着テープで貼って閉じ込めるという違法隔離が10年以上続いていたことが表面化した。病院の聞き取りに職員たちは「インフルエンザでも陽性患者が出たら自分のせいにされて叱られる」「誰もかばってくれず、発生病棟が放置される。だから検査も極力控えていた」などと打ち明けた。

新体制では、感染対策委員会が対応を考え、全病棟を巻き込んでクラスターに挑むことにした。以前は医師と看護師だけだった委員会に、他職種の職員たちも入れて議論を重ねる。職員が着けるマスクを自己負担にするかどうかという議論に始まり、正しい対応を学ぶ勉強会も経て、やがて精密なシミュレーションへと仕上がっていった。

感染者が増えれば速やかに感染対策委を中心とした対策本部を院内に立ち上げる。感染者数や発生状況、病状に加え、他病棟が応援要員をどれだけ出せるか――などの情報を一元化し、本部が全体の動きを指揮する。感染が広がったエリアと汚染されていないエリアを分ける「ゾーニング」の流れも確認した。しかし、対策方針には、半信半疑の職員も少なくなかった。

翌9月、職員3人と患者1人が新型コロナに罹患《りかん》した。さらに翌年3月には、全国で猛威を振るったオミクロン株の影響で感染拡大を食い止めきれず30人規模のクラスターになる。職員たちは動揺しつつも、院内外への情報共有と協力体制の確立により、被害や混乱を最小限に抑えて1カ月後に収束させた。

「そこから職員の表情も変わった気がします。困った時は誰か助けてくれる人がいる、と。それまでの職場は縦割りで、互いに反目していたのが、コロナという危機を乗り越えて、組織が機能するようになったと実感したんです」

事務長の登が当時の様子を振り返る。

「外部から来た（土居、大久保）二人への否定的な見方が変わったんです」

新体制が感染対策に並行して始めたもう一つの仕掛けが、美化活動だ。

本章の冒頭で書いたように、色とりどりのパンジーの鉢植えが敷地のあちこちに並び、病院を訪れる人たちを迎える。事件発覚直後、芝生には雑草がはびこり、まるで草むらのようだったが、今では有志の職員たち約30人が草刈りを担い、パンジーの水やりなどは交代で行うようになった。

きっかけは、大久保が就任直後に「施設内にもっと花があってもいいと思うんだけど」とそれとなく提案したことだった。リハビリ用に、自分たちの担当エリアだけでこぢんまりと花を育てていた作業療法士がすぐに反対した。

「自分たちだけだと手が回らないし、看護部がちゃんと水やりなどの管理に協力してくれるのか信じられません」

他職種、他部署との交流はほとんどなく、自分の仕事で手いっぱいだった職員たちの頭の中に、院内全体で協力して何かをするという発想はなかった。

初めは当番制にして、看護師だけでなく大久保や事務職員も水やりに参加した。徐々に互いの顔が見え始め、横のつながりができる。周囲に彩りが加わると、職場の雰囲気も変わる。すると徐々に「他の場所にも花を植えよう」と声が上がり始め、「雑草で荒れたところをきれいにしよう」と新しいアイデアが寄せられるようになった。

活動は拡大し2022年7月から「患者サービス向上委員会」が生まれた。患者たちが過ごしやすい環境になっているか、部屋の設備やベッドなど院内環境でさまざまな提案が出てくるようになった。花植えや草抜きも、定期的に実施している。

公認心理師として社会心理学にも造詣の深い大久保は環境に目を向け、改善・整備のための実践が、組織に「種をまく作業」になると確信していた。

「花を咲かせるという小さな活動が、笑顔とコミュニケーションを増やすんです。そして、自分の身の回りから、患者さんの身の回りや病院全体に関心が生まれる。目が届く。誰か一人が環境づくりを担うのではなく、主体性を持って共同で取り組むことによって、止まっていた思考が動き出し、組織にエネルギーが流れ出すんだと思います」

美化活動で「顔の見える関係」になった彼らは、新型コロナ感染拡大などで、どこかの病棟が困っている時には率先して助け合うということを学んだ。

情報共有で患者とのコミュニケーションに変化――カンファレンス

ナースステーションに20人ほどが集まった。精神科医や臨床心理士、看護師や作業療法士、精神保健福祉士……。そこには土居と大久保の姿もあった。

個別の患者にどう対応するかを多職種のメンバーで話し合う「カンファレンス（会議）」だ。

土居が院長に就いて4カ月後の２０２1年10月、虐待事件の教訓を生かす一つとして導入した。以前は看護師たちが医師らと対話する機会が少なく、個人の経験と判断で患者のケアに当たっていた。それをチームで共有し、何ができるかをともに考えることで患者によりよい医療の提供を目指す。それは職員にとっても負担軽減につながり、気づきや学びを深める契機となる。

この日は、入院したばかりの一人の男性患者について、1時間ほどをかけて意見を出し合った。

「言葉は出ないけれど理解はできているようです」

「ハンドサインで意思は伝えていらっしゃる。こちらも勉強してみよう」

育った環境や入院に至った経緯、地域での暮らしぶり、障害の特性、トイレやお風呂など細かい生活習慣での課題といった、それぞれが持つ情報を最大限共有し、どう治療を進めれば退院につながるか、道筋を立てる。

発言が一番多いのは、患者を間近で見ている看護師たちだ。「なかなか夜に一人で寝つけないみたいです」「大きい音にびっくりしてしまって、ご飯を食べられない時がありま す」。日々の看護の中で気づいたことを伝える。患者に対してつい生まれてしまう負の感情も、この場で同僚たちに聞いてもらうことで気持ちが軽くなる。

カンファレンスなどを通じて、患者への接し方も見直されてきた。

敬称をつけて名前を呼び、目線を合わせ、ゆっくりと語りかける。

土居の就任から11カ月後、22年5月に公表された第三者委員会の報告書では、多くの看護師たちが患者をあだ名、「ちゃん」づけ、呼び捨てにしていたことが問題視された。委員の一人は、悪意のないなれなれしさが常態化していくうちに、患者を自分よりも劣った人間とみるようになったのではないかと指摘した。

という。

「敬意を持って接すれば、心は通じる」。40代の男性看護師はそう確信するようになったという。

どんな症状の患者にも、なぜその処置をするかをきちんと伝える。

「十分な栄養が取れていないので、点滴をしますね」

反応は薄い。それでも、患者が暴れる回数は着実に減っている。

虐待防止は医療の原点に戻ること――リカバリープログラム

土居が就任して2年が過ぎた23年7月、新体制は先進的なチーム医療を打ち出す。患者の退院支援となる「リカバリープログラム」だ。

かつて病院ぐるみで退院が抑制される中、職員たちは容態の悪化していく患者のケアを続け、最期を看取るしかなかった。効率と利益を優先するために治療や退院支援を諦めざるを得ない状況は、職場から希望を奪った。これが虐待の一因にもなっていた。

そこで、職種を横断した医療スタッフたちが連携したチームをつくり、患者の中から参加希望者を募って毎週1回、退院に向けて必要な支援を話し合う仕組みをつくったのである。患者本人も会議に参加し、精神障害者の当事者でもある相談支援員「ピアサポーター」も地域で暮らす先輩として助言役を務める。神戸市も加わり、地域の受け入れ先を斡旋する。

最も重要なポイントは、地域で生活するために必要な知識は何か、他者とどう交流するかなどの道筋を、患者自身が理解し、考えること。プログラムは3カ月で全12回。「ストレスマネジメント」や「体験活動」など毎回テーマを設け、患者本人の特性に合った生活スタイルを全員で考える。その議論の場に患者自身も入ることが、社会の中で暮らすための訓練につながっている。

もともと事件発覚よりも前に数人の職員が自主的に試行した取り組みだったが、A院長に知られ、すぐに潰された。新体制になり、職員たちが再び挑戦したいと申し出てスタートしたのだった。

退院支援は、職員のやりがいにもつながる。例えば、発達障害がある30代の男性患者には、時折感情的になって暴力を振るう問題行動があったため、興奮してしまう時には部屋に戻ったり、落ち着くための薬を飲んだりと対処法を一緒に学んだことで退院が実現し、グループホームで暮らせるようになった。

強迫性障害（強い不安、こだわりで日常生活に支障が出る）がある20代の男性には、突発的に暴力的な言動が出るためカンファレンスなどで分析した結果、「愛着障害」が背景にあると突き止めた。母親から虐待を受けた生い立ちがあり、身近に感じられる人に攻撃的な反応を示す。一定の距離を保つという看護方針を立てて接することで本人も気づきを得て、郷里に帰るという希望を叶えさせることができた。

「以前なら『この人は危険な患者だ』と自動的に判断して患者に厳しく接し、時に物理的に押さえつけ、攻撃的な反応を引き起こす……という悪循環になっていた」(大久保)

もちろん、希望した患者全員がすぐに社会復帰できるわけではない。しかし、その機会は確実に増えている。

24年1月、リカバリープログラムは、社会復帰を推進する神戸市のモデル事業に選ばれた。

2カ月後の24年3月11日午後、神戸市中央区の市立総合福祉センターで「神戸市精神科病院連絡会」の第1回会合が開かれた。市内にある14の精神科病院が一堂に会する組織はこれまでなく、この日が立ち上げだった。

メインとなる発表テーマは「神出病院の再生プロジェクト」。

くしくも4年前に発覚した神出病院の虐待事件が精神保健福祉法の改正につながり、第

3章で書いたように「病院職員の通報義務化」と「医療保護入院の期間限定化」の完全実施が24年4月に迫っていた。市は、法改正のポイントを市内の精神科病院に説明するタイミングに合わせ、各精神科病院が横のつながりを持つために連絡会を立ち上げた。その第1回会合で神出病院が話す場を与えられたのは、改革がこの3年間で一定の成果を上げてきたことを精神医療界や行政が一定評価したからでもある。

大久保が40分にわたって講演し、出席した病院幹部たちが聴き入った。

「虐待を防止するためにはどうすればいいか。そのことを考える時、私たちがいつも立ち戻るのが、自分たちで定義した理念です」

それは、患者に徹底的に寄り添うこと。職員たちが見失っていた道は、医療の原点にあった。

精神科病院に日本の病理が凝縮している

ここでいったん、事件を巡って神戸新聞社に寄せられた有識者や関係者からの意見についても紹介しておきたい。

彼らが精神障害者を巡る問題を重要視するのは、現代社会の中で精神障害者が特に弱い立場に置かれているからだ。社会の矛盾がそこに凝縮している。

第2章にも登場した兵庫県精神医療人権センター元運営委員の吉田明彦は、事件の再発防止策を話し合う場所に、精神障害者の当事者を入れるよう何度も訴えていた。吉田は当事者団体「精神医療サバイバーズフロント関西」を主宰している。「精神疾患だから」という理由で、被害者的立場にいるはずの当事者の声がこれまで無視され続けてきたという思いがあった。それは国連が定めた「私たちのことを、私たち抜きで決めないで」という「障害者権利条約」のスローガンに基づいた主張でもある。

「私にとって、被害に遭ったのは私の親・きょうだい・親友、そして私自身です。私たちは、いつ自分が被害者になるかわからないという恐怖を他の誰よりも強く、常に持っています。私も精神科病院に入院していたことがある。尊厳が少なからず失われました。今も、自分と同じ精神障害のある仲間たちが、どこかの病院でひどい目に遭っていると思うと気が気でない。患者の気持ちを一番わかっている当事者たちを、議論の場から排除してきたから、患者を大切にできない今の日本の精神医療があるのではないでしょうか。精神科病院で不可解に人が亡くなっていても外からはわからない。閉ざされた病院の中にいる患者たちは声を上げられない。だから、自分たちが代わりに声を上げ続けなければならない。怒りを示さなければならない」

同センターの現代表で精神保健福祉士の高橋《たかはし》亮也《りょうや》も、この問題が私たちの社会とどうつながっているかを説明する。

「結局、今の制度は病院経営者の視点で構築されており、精神疾患で苦しんでいる人たちの視点がない。患者の人権が剝奪されているからこそ、虐待事件が続くのだと思う。精神障害者に対する社会の偏見も強い。精神障害者と実際に接したことがないから、恐れを抱くのだろう。確かに、精神障害者は、他者とコミュニケーションをとりづらい時や場合が多いかもしれない。でも、その人たちの自由を奪うことは、自分たちの自由を失うことにもつながる。障害がある人もない人も地域で暮らしていける社会であるべきで、兵庫県こころのケアセンターの精神科医だった故・中井久夫《なかいひさお》さんの話を聞くと、彼も『精神障害者の自由はみんなの自由の条件なんや』と考えていたことがわかる。本当に、その通りだと思う」

大阪公立大学大学院の野村恭代《のむらやすよ》教授の研究によると、日本は障害者と関わったことがないという人の割合が他の国と比べて圧倒的に高く、51・9％に上る。一方、関わりを持ちたいという人は26・2％にとどまっている。

知らないから怖い。特に目に見えない精神障害は危険だと思い込む。自分の家の隣に精神障害者施設が建設されるとなれば、反対運動が起こりやすいのもこうした理由からだと考えられている。

しかし、2023年の「犯罪白書」をみると、精神障害者や精神障害の疑いのある人が、刑法を犯して検挙されたのは1344人で、検挙人員総数（16万9409人）に対して0・8％にすぎない。精神障害の疑いがある人も含めていることを考慮すれば、精神障害者が罪を犯す割合は健常者よりもずっと低い。

第3章で紹介した国連の「障害者の権利に関する委員会」は日本政府に対し、強制入院の廃止（142ページ）と同時に、障害児を分離して育てる特別支援教育の中止も求めている。子どもの数は減っているのに、特別支援学校の生徒数だけは毎年、過去最多を更新しており、世界の潮流でもある「インクルーシブ教育（※）」とは明らかに逆行している。

長年精神障害者の虐待問題を追ってきた精神科医で元関西学院大学教授の野《の》田《だ》正彰《まさあき》も精神医療に対する国の姿勢や、この問題を見て見ぬふりをしていた私たちの意識を指摘する、次のような寄稿を神戸新聞に寄せた。

※障害の有無に関わらず、子どもたちが同じ場で一緒に学ぶ教育

「（第三者委員会は）当然、厚生労働省の怠慢についても指摘すべきである。この種の精神科病院を必要悪の施設として容認し、温存し、患者を送り込んできたのは政府行政であり、それを知らぬふりをして生活してきたのは私たち市民である。

ただし患者への虐待、制度化された殺人に対し、抗議し疲れはて死んでいった医療者もいる。１９６９年末、京大を出て精神医療の一線で働こうと兵庫県立光風病院（現・ひょうごこころの医療センター）で勤務した医師は、死へ追いこまれていった患者さんを想い精神医療に絶望して自殺した。他にも2人、親しい精神科医が自殺している。学問的にも倫理においても優れた友人は、この犯罪的精神医療の責任をとって死んでいった。

これからも精神医療の無残は続く。ただし今回の第三者委員会が行ったように、少しでも現状を直視していけば、いつかは改革される日がくると思いたい」

作家の雨宮処凛《あまみやかりん》はこの事件に、現代日本の病理を見る。

「私たちは今、『生産性を上げられない、利益を生み出せない存在なら死んでくれ』と手を替え品を替え、言われ続けている。それぞれが生き残るために、とにかく人を蹴落《けお》とさなきゃ、という世界線で生きている。そんな中で他者にやさしくなれというのは無理がある。神出病院の看護師らもある意味で被害者性があった。彼ら自身も組織から人として見られておらず、弱い者がさらに弱い者をたたく構図に思える」

神奈川県相模原市の津久井やまゆり園事件を取材してきた雨宮は、入所者ら45人を殺傷した植松聖死刑囚が、事件直前に友人らに「重度の障害者たちを生かすために莫大な費用がかかっている」と持論を語っていたことについて触れ、こうした差別意識につながる発想が特に１９７０年〜82年頃に生まれたロストジェネレーション世代以降に広がっていると指摘する。

「高齢者や障害者、病気のある人など、何らかの公的ケアを受けている人を『特権階級』のように見る視線がある。でも、本当はそんな特権なんてあるはずがない。病気になってまで特権がほしい人なんていないでしょう。公的ケアを受けなかった世代だからこそ、『剝奪されている』という感覚があるのかもしれない。自分の生活が苦しければ苦しいほど、他の人は楽をして怠けて得している、そんな剝奪感が拭えない」

「失われた30年」と言われる長期の経済停滞と、急速な人口減少の中で、日本社会はますます縮んでいく。

「子育ても、介護も、あらゆる問題が自己責任。そんな中で、死ぬまで競争に勝ち抜かないと野垂れ死にする。他者に思いをはせる余裕すらない。まさに『貧すれば鈍す』という状態です」

「精神科病院は人権の砦だ」と雨宮は表現する。一カ所でも崩れると侵食され、あらゆる場所で人権侵害が起こる。容認すれば、いずれ自分や家族に降りかかってくる。だからこそ、どんな時でも人権は守られるという法整備が重要になり、それが抵抗する武器になる、と。

3年半越しの謝罪

神出病院の話に戻したい。

2023年3月末、土居は初めて神戸市の精神保健福祉専門分科会に呼ばれて再発防止の取り組みを報告した。委員たちからは一定の評価が寄せられた反面、「成果が見えない」と厳しい指摘にもさらされた。

「(事件発覚時からいる)医師が態度を変えた経緯がわからず、信用できない」

「外部の目で改革を点検する必要がある」

中でも何度も問いただされたのが、病院の運営法人「兵庫錦秀会」元理事長、籔本雅巳(21年に日本大学の背任事件で逮捕)の責任だ。

第三者委員会は8年間で18億円という高額の報酬（97ページ）を受け取っていたとして「過度な利益追求が患者の人権を軽視する風土を形成した要因となった」と結論づけ、速やかに報酬の返還を請求するよう兵庫錦秀会に求めていた。

これに対して、土居と共に出席した同法人幹部は「業務量を大幅に上回る報酬水準とは言えない」と抗弁し、籔本への報酬は問題ないとの見解を繰り返す。

「第三者委の報告を理解していないのではないか」。分科会長で神戸大学大学院特命教授の曽良一郎《そらいちろう》が呆れたような口ぶりでばっさり切ると、神戸市健康局長の花田裕之《はなだひろゆき》は「次回は法人理事長の出席を依頼する」と語気を強めた。

翌4月、兵庫錦秀会は事件による経営悪化などを理由に解散し、錦秀会グループ内の「聖和錦秀会」（大阪府和泉市）が運営を引き継いだ。

4カ月後の8月に再び開かれた専門分科会。聖和錦秀会の新理事長に就いた脳神経外科医の種子田護《たねだまもる》が出席し、公式の場で初めて事件について謝罪をした。

「患者さまやご家族、および関係者に多大なご迷惑をおかけし、誠に申し訳ございません」

発覚からおよそ3年半。種子田が頭を下げると、籔本に対する法人側の態度も前回会合から一変していた。

兵庫錦秀会から続投する法人幹部は「前回、失言をしてしまいました」とかしこまって口を開き、

「元理事長への報酬は高すぎないと言ってしまったが、訂正をさせていただきたい。当時の兵庫錦秀会幹部や役員はそういう判断をしたと思うが、給湯ができないなど設備に不備があるまま、患者様への対応をしていた。A院長からの報告を受けないゆえに、こうしたことに気づかなかったことは当然、管理責任があり、経営責任がある。役員報酬を超える額をもらっていると判断しました」

と、見解を180度転換した。

あまりの変化に、委員からは「本当に決別できるのか」といぶかる声が相次ぐ。病院側は籔本への踏み込んだ評価は口にせず、「金融機関からも『排除しろ』と言われている。経営には関わらせない」と慎重な言い回しながら決別を宣言した。

分科会を取材した前川は、記事にこう見出しをつけた。

「現法人『前理事長と決別』明言　高額報酬など返還請求へ」

しかし、後に法人側は「あくまでも道義的責任だ」として請求金額を明示しないまま、自主返納を待つ姿勢に転じた。籔本自身はその9カ月後に「監督が行き届いていなかったことについて開設者として責任を感じております。裁判がひと区切りし、しかるべき

時が来た時には、必ず資金援助を行う所存であります」とのコメントを発表している。「返還」ではなく、「資金援助」。籔本が自身の責任をどう捉えているかが見えた気がした。

一方、A院長は退任後、大阪市内の介護施設で施設長を務めている。私たちが施設に電話をして取材を申し込むと、事務職員を通じて「お受けできません」と告げられた。理由を聞くと、「そこまでは聞いておりません」と事務的な答えが返ってきた。

神戸市が国に求めた「精神保健指定医の資格取り消し」が実際にされたかどうかは神戸市も病院も把握しておらず、私たちもわからないままだ。

神出病院現トップの3人は籔本やA院長についてどう見ているのか。

登は、かつて仕えていた籔本に対し「病院に足を踏み入れず、現場を知ろうとしなかった責任があるのは間違いない」としつつも「理事長が連絡を取れるのはA院長しかいなかった。看護師や患者の実情を知っていれば、病院のためにお金を使うことを惜しむ人ではなかった」と推し量る。それゆえに、事件の背景には籔本の儲け主義があったとする第三者委員会の報告書には今も納得のいかない思いを抱えている。

「神出病院の特殊性は、グループの他の病院と違い、事務方が機能していなかった。本来は事務方が、院長の暴走を止めるべきだったのに……」

大久保も籔本に対しては少しばかりのフォローを入れる。

「理事長が病院の全てを指示したかというと、それは考えにくい。職員を分断するような仕組みをたくさんつくったのはA院長だし、一連の事件は彼のパーソナリティーに起因する部分が大きい。日本の精神科病院という閉鎖的な体質だからこそ起こったという側面もある。虐待事件は組織を外に開いて、みんなで対策を考える体制にしていかない限り、他の病院でも起きてしまうし、止まらないだろう」

法人本部との関係性について、土居は慎重な言い回しで「現場の言い分がすべて通る訳ではないが、今は本部と良い関係を築けている」と配慮しながら、A院長についてはこう評した。

「もちろん本人の考えはあったのだろうけれど、自分が神様かのように絶大的な権力を振るうようになってしまった。ただ、それを許容してしまった組織の責任も大きいのではないか」

3人の籔本への見方は、神戸市の専門分科会で噴出した厳しい意見に比べ、やや温情的にも映る。その一方で、A院長の責任を厳しく見る点では一致していた。

新体制となり、病院は刑事事件を中心に虐待被害に遭った十数人の患者やその家族らに直接会って謝罪し、再発防止の取り組みを説明しようと決めた。ただ連絡を取っても ほとんどは「もう過去のことだから連絡をしないでほしい」「もう話すことはない」「関わりたくない」と返された。

実際に面会した中には、賠償の申し出に対し、こう述べた家族もいた。

「今はまだそういう時期ではない。今後の病院の方向性を見ながら、継続してお話をしたい」。このほか1家族とは、慰謝料を巡って示談交渉が続いている。

21年末から神戸市が入院患者に行った意向調査では、面談した２４１人のうち１１１人が退院を希望した。それなのに病状が重く調整に時間がかかったり、受け入れ先が見つからなかったりして23年8月時点で実際に転院・退院できたのは33人しかいない。そのうち14人は、亡くなった状態で退院する「死亡退院」だ。

事件の被害者で、天地逆さまにした柵つきベッドに閉じ込められるなどの虐待を受けた60代の男性患者（16ページ）も、元看護師ら６人が逮捕されて間もなくして亡くなっていた。

開かれた病院

事件発覚から4年が過ぎた2024年4月。私たちはもう一度、神出病院を訪れた。出迎えてくれたのは、トップの土居と大久保、登の3人だ。

土居らからは今進めている取り組みについて説明を受け、私たちからは事件についての書籍を出版する準備を進めていることを伝えた。

神出病院の改革はまだ道半ばにある。

公表されている2023年3月末まで1年間（22年度）のデータを見る限り、死亡退院は69人で、退院した人に占める割合（死亡退院率）は33％だった。事件が発覚した19年度の43％（99人）から大きく減りながら、依然として神戸市内の14精神科病院ではトップであり、全国的に見ても高い。平均在院日数も560・8日と、3年前の939・7日から減ったが、全国平均の276・7日（22年）に比べ、まだまだ長期であることに変わりはない。

院内に横行していた違法な「簡易拘束」はなくなったとはいえ、身体拘束はいまだに

59件あった。病床稼働率は61・6％となり、19年度にほぼ満床だった97・9％から下がった。これは病院にとっては減収要因になり、経営上の課題は重くのしかかる。

しかしながら、事件発覚時とは別の方向から注目され、他の病院から「虐待が疑われる事案にはどう対応すればいいか」「一度研修に参加させてもらえないか」などと相談が寄せられるまで信頼を取り戻し始めている。

研修や視察を積極的に受け入れ、毎週木曜日を「院内研修日」と定めてアンガーマネジメントやストレスマネジメントなどの虐待防止研修のほか、弁護士や日本精神神経学会など外部講師を招いた実習も取り入れている。研修は患者家族や地域住民にも開放しており、発達障害など障害の特徴や向き合い方などをともに学べる場にもなっている。

さらに、A院長時代は「他の病院と関わりを持つな」と厳命され、職員が外部研修に参加することはほぼ許されていなかったが、日本看護協会など外部機関が主催する研修会にも職員を派遣するようになった。

断っていた視察も受け入れるようになり、第三者委員会の委員、神戸市の分科会メンバー、行政関係者、人権団体と、23年4月からの4カ月間には11回、計約30人が改善状況を見るため見学に訪れている。

閉鎖的になりやすい精神科病院をオープンにすることは、病院が不適切な行為をしていないという外部への証明になる。組織内に緊張感とモチベーションを生み、孤立感の解消をもたらす。

「批判の声も聞き入れ、外からの目を大事に、変わっていく姿を見てもらおう」

閉ざされていた病院をオープンに。土居は職員らにそう呼びかけて改革を進めている。

私たちはインタビューであえてこう聞いてみた。

「トップが代わったらまた逆戻りするのではないか」

すると土居は「そういう見方をされるのが一番困る」と苦い顔をし、説き諭すように語った。

「私一人が注目を浴びてしまうこと自体が権力を持つことにつながり、虐待が起こる要因になり得る。現実に対応しているのは現場の人たちです。リカバリープログラムはそうした（現場発の）一例でもあります。外からいろんな人たちが来て、この取り組みがつながっていけば、社会や精神医療がよくなる。そう信じています」

職員たちの後悔と反省

取材を終えて4月下旬、私たちはこの原稿を書き終えようとしている。外を歩くと、生気をみなぎらせる若葉が生い茂り始めているが、神出病院にとっては泣き所となる梅雨が近づいている。

雑木林に囲まれ、くぼ地に立つ病院の周辺は、長雨にさらされ夏陽が差し込むと、熟れた熱気が渦巻き、ただでさえカビは繁殖しやすい。その対策として欠かせないエアコンは世界的な半導体不足でなかなか新調できなかったが、ようやく300台を確保して入替工事を進めている。梅雨時期に入るまでには完了する予定というが、立地環境はどうしようもなく、普段からの手入れは怠ることができない。

組織も新体制となったとはいえ、この3年間で刷新されたかといえば、そうではない。第三者委員会の報告書では27人の看護師らが虐待に手を染めたと指摘された。病院は独自の内部調査を踏まえて多くを減給処分などとし、誰も懲戒解雇にはしなかった。27人のうち大半は辞めていったが、数人は反省の態度を示し、今も病院で勤務しているという。

処分された幹部は結局いなかった。事件発覚直後にA院長から「(虐待の証拠になるような)動画や写真があったら消しておけよ」と言われ、胸をなでおろしたとされる幹部ら(85ページ)については特定にいたっていない。

本当に組織は再生しつつあると言えるのだろうか。正直のところ、信じるしかない。それでも期待を寄せて信じようとする時、私たちは、思い切ってインタビューに応じてくれた職員たちを思い出す。

2023年3月、病院の会議室で、事件の発覚前から勤める職員4人が座談会の形で取材に応じた時のこと。一人がゆっくりと言葉選びながら話し始めた。

「(虐待に)気づけたかもしれないと思うが、気づこうとしていなかった」

4人は、時に涙をこぼしながら、それぞれに後悔と反省を打ち明けた。

①40代の男性精神保健福祉士――支援できなかった患者たちに

事件発覚当日の朝、当直明けに突然現れた警察官から告げられたんです。「今から職員を逮捕します」。院内の家宅捜索で案内を任され、うろたえるしかありませんでした。これから病院がどうなるのかと不安しかなかった。僕たちの仕事は患者さんの退院を支援することですから、(退院を抑制するという)当時の病院の方針とは逆のことをしないといけなかった。職責を果たすため、当時の院長とも関係を保ちつつ、退院支援は、できる範囲で、目立たないようにって……。つまり、顔色をうかがっていたんですね。今思うと、患者さんのことは断片的に見ていたと言われてもしかたがない。今は医師や看護師をはじめ多職種の人たちと横のつながりを持って退院支援に知恵を絞っています。やることはいっぱい。でも患者さんが喜んでくれたら、やっぱりうれしいです。

②40代の女性看護師──それは当たり前でも普通でもなかった

私は管理職でした。同僚たちが虐待をして逮捕されるなんて考えたこともなかった。みんな頑張っているように見えていました。でも事件がわかって、本当は彼らを知ろうとしていなかったのだと思うようになりました。なんだか、私も諦めていたんですね。使う薬とか、入退院とか、お金のことで当時の院長（A）に場所を構わず叱責されて、「こっちも忙しいし、仕方ないやん」と、考えることをやめていた。ガムテープ隔離や簡易拘束は（20年以上前に）入職した時から先輩もみんなしていたし、それが当たり前というか、普通になっていた。知識も足りなくて、仕事を回すことを優先していたんです。患者さんの気持ちになれていなかった。本当は小さい頃から、人を助ける看護師になりたかったのに、どうしてそうなったかなって今も考えます。だから希望を持って医療に携われるようになった今こそ頑張りたい。

③40代の男性看護師――患者たちへの償いは

B4病棟にもいたことがあって職員たちの大変さは知っているつもりでした。事件発覚前にはとくにひどかった。時々用事で立ち寄ると、掃除にも手が回っていない。私も手を貸さずに自分の部署に帰っていたことは本当に反省しています。ただ、忙しいことが本当に虐待につながるんでしょうか。いまだにそれがわからない。答えが出ないから「もう虐待は起きない。これで大丈夫」といつまでも思えない。また、起きるのではないかという怖さは常にある。違法拘束は自分もしてきた。「なんでこんなことするねん」と訴える何人もの患者の声が頭に残っています。でも当時は「暴れてけがをするかもしれない。その人のため」と自分に言い聞かせてきたけれど、患者さんがどう思うか、想像力が欠けていました。本当に申し訳なく思っています。謝って済むことじゃない。だから、中途半端に投げ出して他の病院には行けない。この病院を立て直して、少しでも罪を償いたい。

④50代の男性作業療法士―組織を変える、今は使命感

B4病棟には作業療法でよく出入りしていましたが「滞在は2時間だけだから」と自分に言い聞かせて周りに介入しませんでした。ずっといたら感覚が麻痺しそうでした。騒々しく

限界ぎりぎりで動く看護師さんたち、その看護師にいら立ちをぶつけられる患者さんたちがいる中で、自分だけ心のバランスを取っていた。ひどい話です。最近、外部の勉強会に出る機会を増やしています。次元が違いすぎて、本当にしんどい。知識がアップデートできていなくて……。でも、そこで初めて自分の足りていないことがわかって修正していけるんですよね。以前の神出病院はガラパゴス的（孤立した環境で独自に発達したよう）な病院だった。事件があって、やっぱり間違っていたと感じたものや見えてきたものがある。今までの自分や組織を最初から変える「産みの苦しみ」があっても、変えていかないといけないという使命感がある。今はどんな些細なことでもいい。地域の役に立てるような病院になりたいと思っています。

誰も「正義の味方」にはなれない

神出病院で起こったおぞましい虐待事件は、逮捕された元看護師ら個人の問題だけではなかった。組織の問題、業界の構造の問題、近代以降に精神障害者の排除を是とし、差別意識を放置してきた社会に、集団化という人間心理の悪化が影響し合って起こるべくして起こった事件であり、日本の病理が集約された事件とも言える。

たまたま発覚したのがこの病院だったにすぎず、どこの組織でも起こり得る事件であったように感じる。同じ環境、条件においては私たちも、あなたも加害者になる可能性がある。そして今は健康に暮らしている私たちやあなたが、被害者になる可能性もある。

では、加害者に、被害者にならないためには何をしたらいいのか……。

個人の問題として捉えるならば、やはり自分の置かれている状況を直視するしかない。集団の中で誤った行為がいったん始まってしまえば、誤っているという認識すら持てなくなることが往々にしてある。仮に認識できたとしても、集団に流されずに一人で声を上げ、集団のみんなを諭し、気づかせ、変わらせるのは確かに難しい。

大勢の意識を劇的に進化させる――そんなドラマの主人公のような「正義の味方」には、なりたくても、誰もがなれるわけではない。

とは言え、事件から見えてきたヒントがいくつかある。

- 個人の弱さを自覚すること【客観性】
- 広い世界を知ること【閉鎖性の打破】
- 誰かに頼ること【孤立の解消】
- オープンに語ること【心理的安全性】

・価値観の多様性を知ること【許容性】

私たちが示す一つの答えは、集団から一歩離れて「外に目を向けること」。第4章の最後で碓井（新潟青陵大学教授）が指摘したように、まだ見ぬ誰かと出会うこと、知らない世界を知ることが重要になる。

そういえば大久保も以前、神戸新聞の取材を受け入れた際に、心を決めた理由をこう語っていた。

「強い権力を振りかざすトップや集団心理によって起きる組織の問題は、いつかまたどこかで起こり得る。だからこそ、職員の生の声を聞いてもらいたかった。組織の中には生きている人間がいる。反省をしながら、苦しんだり、もだえたりしながら、頑張っているることを知ってほしかった。……小さな声を聴いてほしい。それは私たちが、これまで患者さんに対してできていなかったことでもあります」

つまり、塀に囲まれた狭い世界から抜け出したい。誰かにわかってほしい——と、職員たちもまた患者たちと同じように心の中で叫んでいたのだった。

強権的なトップに支配され、思考を停止していた神出病院の職員たちは今、自分たちの頭で考え始めた。

なぜ自分たちの病院であんな凄惨な虐待事件が起きたのか。

なぜ同僚の犯罪行為を止められなかったのか。

簡単に答えは出せない。それぞれに立場も違えば、関わり方も違う。だから、これからどうするかを探るために、仲間たちと、外の人たちと意見を交わし、新しい視点や考えはないか知恵を出し合う。自分をさらけ出して、率直に悩みを打ち明ける。時に傷つけ、傷つけられることもあるが、その末に気づくこともある。

2024年5月30日、神出病院は事件後、初めての会見を開いた。

土居、大久保らが事件について謝罪し、再生の取り組みを説明した。

それでもまだ、病院を見る世間の目は厳しい。すぐには認めてもらえないのはわかっている。いつになったら……と夜明けを待つような思いで手探りを続けている——そんな職員はたくさんいた。

しかし、彼らの声は、思いのほか明るい。

かつての心境をこう振り返る。

「暗い雰囲気だった。人も、施設も」

今の心境を、患者たちを気遣いつつ、臆することなく言った。

「しんどいけれど、手応えはある。もがきながら今やっている医療や新しい取り組みは将来、必ず役に立つ。次の時代につながっていくという手応えなんです」

院内のカビは天井や壁どころか、組織全体をむしばんでいた。

今はわかる。窓を開け、風を入れる。暖かな光にさらす。

そうしないと、カビはまた生える。

おわりに

儲け主義の権化のような理事長がいる。その意を汲《く》み、治療より経営を優先させる院長がいる。その下に、やる気を失った医師、さらにその下に……。神出病院が設置した第三者委員会の報告書は、虐待事件を引き起こした組織の「負の連鎖」に切り込んだ。

事件は発覚とほぼ同時期にコロナ禍となり、急速に世間からの関心が薄らぐ中で、元看護師ら6人の裁判が終わった。問えども病院は沈黙して語らず、マスコミの多くが取材態勢を縮小する中、小谷は単独で関係者の動向を追い続けていた。発覚当日に病院に赴いて以降、どうしても事件に割り切れない、底気味の悪さを感じていたのだった。それに共感する形で「第2の事件」の時に県警キャップだった前川が関わるようになり、遊軍デスクになった安藤が加わって取材班をつくった。

転機となったのは、第三者委員会の報告書だ。私たちは、委員たちへのインタビュー、新体制となった病院の内部取材にこぎ着け、神戸新聞で連載を始めた。テーマは「事件の真相」と「変わりつつある病院」だった。

そこから深掘りをして全面的に書き直したのが本書である。元理事長の籔本とA元院長へのインタビューを果たせなかったのは心残りだが、連載では十分に書ききれなかった「ごく普通の人が虐待加害者になっていた」という視点を大幅に盛り込んだ。

取材を進めている間に、残念ながら精神科病院の職員による患者虐待は全国で立て続けに発覚した。2022年12月に静岡県沼津市の「ふれあい沼津ホスピタル」、23年2月に東京都八王子市の「滝山病院」、同年6月に北海道新ひだか町の「石井病院」……。

さらに本書の執筆も最終段階に入った24年5月1日、福岡県大牟田市の「国立病院機構大牟田病院」で、看護師や介護士による入院患者への性的虐待が発覚した。筋肉が変性・萎縮する難病「筋ジストロフィー」の患者らが入院する病棟において、就寝中に下半身を触ったり、入浴時に陰部を刺激したりする行為があったと病院側が明らかにした。現時点で報道されているところによると、被害者は男女11人の患者で、5人の男性職員が関与していた疑いがあり、虐待は少なくとも3年前頃からあったとみられる。

大牟田病院は精神科病院ではないが、抵抗のできない患者への虐待は、まさに神出病院と共通している。罪の意識にさいなまれ、再発防止に努める神出病院の関係者らを私たちが取材していたさなかにも、同様の虐待が表に出ないまま、同時進行で起きていたことは正直、やりきれない。今もどこかの病院で、露見することなく、繰り返されている――そんな陰惨な想像を、現状で誰が否定できるだろう。

本編でも触れたが、こうした虐待事件に社会の病理が顕在化している。私たちは神出病院の事件が発覚した当初、あまりに理不尽な患者への仕打ちを知って、聞くに堪えず、目をそむけたくなった。自分や家族など身近に起こるとは考えたくないし、想像もしたくない。しかし、第5章で作家の雨宮処凛が言ったように、精神科病院は「人権の砦」でもある。医療従事者に身を委ねるしかない患者たちは、決して稀有な人々ではない。よそ事、他人事と捉えてしまいがちな私たちの認識もまた、こうした虐待を生み出す一因になっているのではないだろうか。

個人はもろく、組織に流されやすい。一方で、組織を立て直すのもまた個人に違いない。神出病院でも内部の人々が外に向けて口を開いたからこそ、数々の虐待は闇に埋もれずに済んだ。職員一人ひとりが病院の外に意識を向けたことで患者の生きがいや医療を見つめ直すことにつながり、働く希望が生まれている。

病院に限らずとも、誰しも組織に属する以上、多かれ少なかれ、この事件の構造に思い当たることがあるのではないか。居心地のいい環境であっても、知らず知らずのうちに毒され、のみ込まれていることがある。そうした危うさから目をそらしていると、やがて組織を腐敗させるループが生まれる。だから外に目を向け、外から自分たちを見てみる。

本書を読んだ人たちが自身の足元を、属する組織を見直すきっかけにしてくれたらうれしい。何よりも本書が、全国で続く病院虐待に歯止めをかける一助になることを切に願っている。

最後になりますが、出版の機会をいただいた担当の久保田章子さんをはじめ、ご支援くださった毎日新聞出版の皆様、本当にありがとうございました。また、取材を含めて協力してくださった全ての関係者の皆様に厚く御礼を申し上げます。

2024年5月

デスク・安藤文暁

主要参考文献

・『感情と看護 人とのかかわりを職業とすることの意味』武井麻子著（医学書院）
・『感情労働としての介護労働 介護サービス従事者の感情コントロール技術と精神的支援の方法』吉田輝美著（旬報社）
・『群衆心理』ギュスターヴ・ル・ボン著　櫻井成夫訳（講談社学術文庫）
・『この国の不寛容の果てに 相模原事件と私たちの時代』雨宮処凛 編著（大月書店）
・『社会心理学講義〈閉ざされた社会〉と〈開かれた社会〉』小坂井敏晶（筑摩選書）
・『障害者虐待 その理解と防止のために』宗澤忠夫編著、日本高齢者虐待防止センター編集協力（中央法規出版）
・『精神医療に葬られた人びと 潜入ルポ 社会的入院』織田淳太郎著（光文社文庫）
・『精神科病院を出て、町へ ＡＣＴがつくる地域精神医療』伊藤順一郎著（岩波ブックレット）
・『精神病院はいらない！ イタリア・バザーリア改革を達成させた愛弟子３人の証言』大熊一夫編著（現代書館）
・『組織と職場の社会心理学』山口裕幸著、株式会社オージス総研協力（ちとせプレス）
・『なぜ、日本の精神医療は暴走するのか』佐藤光展著（講談社）
・『日本・アメリカ・フィンランドからみる障害者虐待の実態と構造 今われわれ社会に求められることとは』増田公香著（明石書店）
・『「寝たきり老人」のいる国いない国 真の豊かさへの挑戦』大熊由紀子著（ぶどう社）
・『べてるの家の「当事者研究」』浦河べてるの家著（医学書院）
・『やまゆり園事件』神奈川新聞取材班著（幻冬舎）
・『ル・ボン「群衆心理」２０２１年９月（ＮＨＫ１００分ｄｅ名著）』武田砂鉄（ＮＨＫ出版）
・『ルポ・精神病棟』大熊一夫著（朝日文庫）
・『新ルポ・精神病棟』大熊一夫著（朝日文庫）

本書は「神戸新聞」２０２３年6月29日～7月12日に掲載された
「カビの生えた病棟で――神出病院虐待事件３年」をもとに
大幅に書き下ろしを加え再構成した。
なお、文中は敬称略とさせていただいた。

神戸新聞取材班――執筆者プロフィール

前川茂之（まえかわ・しげゆき）

大阪府吹田市出身、２００４年入社。阪神総局などを経て、本社報道部で裁判や犯罪被害者を担当し、21年から兵庫県警キャップ、24年から兵庫県庁キャップ。愛媛新聞と神戸新聞で連載する童話「かなしきデブ猫ちゃん」の絵本編集・プロモーションも手掛ける。

小谷千穂（こたに・ちほ）

奈良県生駒市出身、２０１７年入社。阪神総局を経て、本社報道部で警察署担当や遊軍（労働問題担当）を務め、23年から姫路本社赤穂支局長。労働、児童養護施設、旧優生保護法、ホームレス、在日外国人などをテーマに社会的弱者に焦点を当てた企画、連載を手掛ける。

安藤文暁（あんどう・ふみあけ）

兵庫県丹波篠山市出身、２００１年入社。阪神総局などを経て、本社報道部で兵庫県警（捜査２課・暴力団対策）や災害を担当し、17年から県警キャップ、21年から阪神総局デスク、23年から本社報道部デスク。病院乗っ取り事件や企業粉飾などの取材、企画を手掛ける。

写真＝神戸新聞社（p22、45、73）毎日新聞社（p33）

黴《かび》の生《は》えた病棟《びょうとう》で

ルポ 神出《かんで》病院《びょういん》虐待《ぎゃくたい》事件《じけん》

第1刷　2024年6月25日
第2刷　2024年7月30日

著者　神戸新聞取材班《こうべしんぶんしゅざいはん》
発行人　山本修司
発行所　毎日新聞出版
〒102-0074
東京都千代田区九段南1-6-17 千代田会館5階
営業本部　03(6265)6941
図書編集部　03(6265)6745

印刷・製本　光邦

ISBN 978-4-620-32807-2